JAQUECA

Análisis neurobiológico
de un dolor irracional

Arturo
Goicoechea

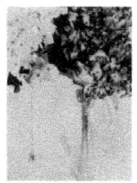

JAQUECA, análisis neurobiológico de un dolor irracional
© Arturo Goicoechea (2004)
Dibujo de portada: © Ramón Echávarri, 2004. Diseño de portada: V. Tellería.
GOICOTELLATU, 2019

ISBN: 9781650568218

Ninguna parte de esta publicación podrá reproducirse, grabarse o transmitirse en forma alguna, cualquiera que sea el método utilizado, sin autorización expresa por escrito de los titulares del copyright, excepto en el caso de citas breves en artículo críticos y revistas. Para información, diríjase a la fórmula de contacto, en arturo-goicoechea.com

Índice

Introducción I
1 ¿Qué pasa ahí dentro? 1
2 Incertidumbre de daño 15
3 Asuntos internos 27
4 El cerebro no es su mayordomo 39
5 Energías peligrosas 49
6 Sensores de daño 57
7 Señales de daño 67
8 Señales de peligro 75
9 Expectativas y percepción 87
10 Dolor y daño 97
11 Evaluación 103
12 Instrucción oficial 117
13 Propuesta de instrucción 123
14 Placebos 139
15 Bendito estrés 147
16 ¿Es la jaqueca hereditaria? 157
17 Mujeres jaquecosas 175
18 Una extraña omisión 183
19 La mula, la cebada y el trigo 197
20 El dolor psicológico 199
21 Excesos de vigilancia (auras) 209
22 Abuso de analgésicos 215
23 Y yo, ¿qué puedo hacer? 223
Agradecimientos 251
Bibliografía 257

Introducción

LA JAQUECA NO sólo es un padecimiento terrible por la severidad del dolor (que acostumbra a rozar los límites de lo humanamente soportable) sino también por su falta de sentido, por su irracionalidad. Hay dolores racionales, acoplados a sucesos que vulneran la integridad del organismo. Nos notifican con precisión el inicio, localización, extensión y severidad de la lesión. Nos obligan también a ocuparnos de la zona herida, a evaluar el origen del daño. Mientras se repara el destrozo, marcan los límites de la vulnerabilidad como una valla protectora que impide cualquier estímulo, por muy liviano que éste pueda ser. Defienden por tanto la zona dañada, obligándonos a ocuparnos de ella e impidiendo que aumente con nuestras acciones la destrucción de los tejidos.

La jaqueca no forma parte de estos dolores racionales. Irrumpe en el día a día del paciente, frustra sus planes y le condena en muchos casos a buscar sin demasiado éxito algo de sosiego en una habitación oscura y silenciosa, entre martillazos sobre su cabeza y arcadas interminables que consiguen a duras penas extraer unas pocas gotas de bilis de un estómago exhausto. Cuando se aplaca la tormenta, aparece el desconsuelo de la irracionalidad, la falta de sentido, el vacío de respuestas. Ningún suceso parece poder justificar tanto sufrimiento.

Los pensadores de la escuela de Aristóteles, en la antigua y sabia Grecia, afirmaban que la naturaleza tiene horror al vacío y que cuando éste se producía artificialmente (para extraer agua de un pozo, por ejemplo) ese horror atraía rápidamente al espacio forzadamente vaciado, todo lo que hubiera cerca para rellenarlo. El jaquecoso se hace preguntas y ese horror al vacío de respuestas aspira todas las explicaciones que "andan por allí cerca". Genes, moléculas, estreses, meteorologías, hormonas, chocolates, frutos secos, excesos y defectos, sueños y vigilias, hambres y atracones, fríos y calores, orgasmos y privaciones, tranquilos fines de semana y agitados días de labor... Todos ellos entran a rellenar ese espacio vacío, aspirados por la fuerza del horror. Una vez dentro activan los buenos propósitos y el paciente inicia sus ensayos, privándose de aquello que forma parte tanto de su cotidianeidad como de la lista de enemigos oficiales de las cabezas. El resultado generalmente es decepcionante. El estilo de vida monacal no modifica los impulsos jaquecosos, sino todo lo contrario. La jaqueca adquiere más vigor como si le contrariara que la víctima no consiga dar con las claves del doloroso suceso. Finalmente, el vacío queda consolidado como tal, en un espacio sin respuestas válidas para aspirar.

Si pudiéramos ofrecer los servicios de la lámpara mágica de Aladino concediendo un único deseo sobre jaquecas, los pacientes (y algunos profesionales que la padecen) solicitarían "una solución", urgidos por la necesidad de librarse de la tortura de las crisis.

Aladino tiene ciertas limitaciones y advierte que no le es posible suprimir el dolor solamente en la cabeza. Para acceder al cumplimiento del deseo, debe eliminarlo para siempre y en cualquier lugar (la ley del todo o nada).

Una vida sin ningún dolor... ¡Suena bien! Es más de lo que había esperado, pensaría ilusionado nuestro incauto jaquecoso.

Si el paciente aceptara la propuesta, no tardaría en arrepentirse tras unos cuantos días de engañosa felicidad y acudiría nuevamente a Aladino a pedirle que le devolviera a su condición inicial, después de comprobar, aterrorizado, que varias zonas de su cuerpo estaban deformándose a pasos agigantados.

Necesitamos el dolor para preservar la integridad del organismo. Es tan necesario como el miedo, la sed o el hambre. Son estados emocionales fuertemente arraigados en el instinto de supervivencia. El miedo nos alerta del peligro y el dolor nos penaliza cuando no hemos evitado un encuentro dañino. No es buena idea pedir la ausencia de dolor ni la del miedo, salvo en situaciones concretas como las de una batalla contra un feroz enemigo al que no hemos podido evitar. En este caso, tanto el dolor como el miedo pueden hacernos vulnerables y nos vendría bien librarnos de ellos para concentrar nuestra atención en los movimientos del adversario y así esquivar sus ataques o emprender una juiciosa huida. Probablemente nuestro cerebro lo entiende así y sin solicitárselo nos hace valientes e insensibles mientras peleamos, o ligeros para huir a pesar de las heridas ya recibidas.

Recientemente saltó a los medios de comunicación la odisea de un montañero que había sufrido un accidente que le colocó en una terrible situación: quedó atrapado entre unas rocas. Estaba sólo y una rápida evaluación de su situación le hizo ver que debía librarse de su propio y querido antebrazo si quería seguir vivo. Decididamente inició una intervención quirúrgica consistente en la amputación. Disponía de cirujano: él mismo, pero había un serio problema: necesitaba un anestesista. Puede que el dolor protegiera a su antebrazo y no permitiera que le desgajaran del cuerpo. A pesar de ello inició la intervención: poco a poco fue fracturándose el cúbito, luego el radio. Prosiguió con los tejidos blandos con una navaja. Concluyó la amputación y pudo preservar la vida. Sorprendentemente, nada se lo impidió. Previsiblemente el antebrazo emitía gritos de dolor en forma de angustiados trenes de señales eléctricas que pretendían llegar al cerebro para intentar que éste detuviera la masacre. Algo hizo que estos gritos eléctricos de dolor de su antebrazo no perturbaran el trabajo del cirujano. Ese "algo" no era sino su cerebro, probablemente su córtex prefrontal: una oficina cerebral que vela por los intereses de las decisiones del individuo permitiendo que este se concentre en sus objetivos sin que le distraigan estímulos irrelevantes como los provenientes del antebrazo en este caso. (J. Lorenz. *Keeping pain out of mind: the role of the dorsolateral prefrontal cortex in pain modulation*). El córtex prefrontal puede sujetar al dolor, pero para ello precisa de una buena razón biológica. No basta con el deseo. En este caso había una buena indicación quirúrgica y se consintió la anestesia deseada por el montañero cirujano. Una vez a salvo, relataba su experiencia: "era desagradable, pero no sentía propiamente dolor".

El cerebro en este caso demostró tener más poder que Aladino: eliminó el dolor, incluso ante un suceso de agresión a la integridad como ese. Lo hizo porque había autorizado previamente un daño (la pérdida del antebrazo), por muy terrible que este fuera. Su decisión, acertada, satisfacía además el deseo consciente del individuo de amputarse el antebrazo.

Nuestros circuitos y moléculas están diseñados tanto para producir dolor como para suprimirlo. Somos potencialmente cobardes y valientes, frágiles y robustos, activos y pasivos, recelosos y confiados. Cada situación aconseja en cada caso las proporciones razonables de cada condición y su contraria. Nuestro cerebro es el encargado de componer respuestas racionales ante los distintos sucesos potencialmente nocivos. La decisión del montañero era lógica y el cerebro colaboró con su propia racionalidad, facilitando las acciones. Dispuso de todas las moléculas y circuitos necesarios.

Aladino se presta a concedernos un deseo, pero tiene un poder limitado. El cerebro, al contrario, tiene un poder ilimitado, pero no sabemos cómo hacer para que acceda a nuestros deseos. En el caso del montañero existían poderosas razones para eliminar el dolor y su cerebro lo contuvo.

¿Qué sucede en la jaqueca?

¿Faltan razones para eliminar el dolor o más bien existen razones para mantenerlo?

Dejamos las preguntas en el aire y nos ocupamos del minoritario grupo de pacientes que había expresado su deseo de conocer "todo" sobre la jaqueca, aliviado por no haber solicitado precipitadamente la retirada del dolor y que ya escucha atentamente las explicaciones de Aladino:

He analizado minuciosamente el interior de las cabezas jaquecosas y lo que observo es realmente desconcertante. No sucede nada anormal, pero es como si se presintiera algo. El cerebro está inquieto, desasosegado, alerta, sensible. He permanecido atento para ver si acababa sucediendo algo, pero al final todo vuelve a su sitio una y otra vez sin que se haya producido ningún acontecimiento relevante. Mucho movimiento de tropas, pero ningún enemigo, ninguna batalla. No parece razonable todo este jaleo. ¿Seguro que duele tanto como dices?

La actitud de desconcierto de Aladino es comprensible, pero realmente injusta. El dolor jaquecoso es una experiencia terrorífica en muchos casos, aunque el cerebro sea estrictamente normal.

Muchos pacientes se sorprenden de que un padecimiento tan terrible, antiguo y común como la jaqueca no tenga solución ni explicación a principios del siglo XXI. No parece lógico que no se detecte ninguna alteración que explique tanto sufrimiento. Los médicos sin embargo estamos acostumbrados a atender a pacientes torturados por el dolor a pesar de que todos los estudios realizados sean absolutamente normales.

Hay enfermedades terribles sin dolor y dolores terribles sin enfermedad. La jaqueca es uno de ellos.

Asociamos intuitivamente el dolor intenso y frecuente a una mayor probabilidad de que sea debido a una lesión o enfermedad, pero habitualmente sucede todo lo contrario:

Introducción

Los dolores más persistentes e intensos acostumbran a generarse en ausencia de anomalías detectables; la ausencia de una causa acoplada al sufrimiento lo hace especialmente intenso.

Los humanos hemos buscado a lo largo de nuestra existencia la racionalidad. Necesitamos disponer de explicaciones y causas. Por ello nos pasamos la vida sacando las tripas a la realidad, desmenuzándola. Colocamos todas las piezas delante de nosotros y tratamos de reconstruir con algunas de las partes un todo a la medida de nuestros intereses. La ciencia es la consecuencia de esa obsesión por el despiece. A lo largo de los siglos el interior de la cabeza ha sido desmontado concienzudamente con herramientas cada vez más variadas y eficaces. El taller de desguace está invadido por un desordenado conjunto de cachivaches: genes, neurotransmisores, nervios, meninges, venas, arterias, informaciones, expectativas, angustias, depresiones, hormonas femeninas, archivos, memorias, algoritmos, silogismos, automatismos, energías, vapores, humores y espíritus variados, inferencias, lenguajes, mitos, esperanzas, potenciales eléctricos, sueños, PAFs, osciladores, escenarios, decorados, bibliotecas, membranas, receptores, cualias, emociones, pensamientos, iluminaciones, conscientes, inconscientes, hábitos, dependencias, excesos, defectos, altruismos, egoísmos, preconscientes, ellos y yoes, miniordenadores, arquetipos, colapsos cuánticos, baterías, condensadores, hardwares, softwares, energías, transistores, receptores... y un interminable etcétera. Cada disciplina científica ha seleccionado un tipo determinado de componentes y desconsiderado el resto. La neurología lleva tiempo investigando la verdadera sustancia de la tortura jaquecosa intentando componer el todo con su propia selección de componentes: genes, moléculas y estilo de vida. Con ellos ha construido el embrión de las definitivas explicaciones futuras partiendo de un principio exigente: todo es Química; un organismo es una compleja secuencia de hechos químicos en la que no debe faltar ni sobrar ningún compuesto.

Las explicaciones oficiales sobre jaqueca contienen ya un buen número de moléculas extraídas del despiece, pero el taller sigue rebosante de piezas que esperan impacientes a ser convertidas en moléculas a medida que la ciencia vaya consiguiendo avances que lo permitan. Con estas piezas moleculares se ha construido una hipótesis sobre el origen. Este libro se apoya, como punto de partida, en este embrión de conocimiento sólidamente establecido por los investigadores para la jaqueca: *la activación injustificada de la respuesta inflamatoria.*

Respetando este hecho, científicamente demostrado y aceptado por los neurólogos, recoge otros, sin embargo, igualmente establecidos en el extenso ámbito de la ciencia, pero no valorados en la elaboración de las hipótesis oficiales y que difícilmente soportan la posibilidad de ser explicados en términos moleculares.

En el ensamblaje que aquí propondremos se incorporan a las moléculas y genes otros componentes muy apreciados por una ciencia joven: la neurociencia, un lugar de encuentro de muchas disciplinas: física, química, biología, informática, psicología cognitiva, matemáticas, lógica, filosofía natural, neurología, psiquiatría, neurofisiología, lingüística y alguna otra. Lamentablemente se han ignorado en exceso unas a otras en tiempos pasados, pero al abrigo de la neurociencia empiezan a producir un esperanzador conjunto de conocimiento integrado sobre el sistema nervioso. Los nuevos textos de neurociencia dedican capítulos a temas como la emoción, el conocimiento, la motivación, la conciencia o el aprendizaje, con un enfoque (por fin) decididamente evolucionista en el que se integra al cerebro en las tareas de preservación del organismo. Además de moléculas se admiten componentes de otras categorías: ideas, convicciones, temores, vigilancia, expectativas, castigos, supervivencia, evolución, objetivos, evaluaciones, adaptaciones y sensibilizaciones, relevancias, errores, retroalimentación... No son del dominio público, pero son muy poderosos: conforman la entraña de las funciones cerebrales y están sustancialmente implicados en la generación de la jaqueca.

Aladino nos ha aportado un punto de arranque: el desasosiego cerebral; algo inquieta a los circuitos. Tendrán sus motivos. Al igual que un estado estomacal revuelto nos sugiere intuitivamente un comentario sobre lo comido ("algo que he comido no me ha sentado bien"), los estados revueltos de la cabeza deben alertarnos sobre el equivalente cerebral. El aparato digestivo procesa alimentos y nuestro cerebro procesa información. Con la misma simplicidad podríamos deducir que "alguna información no me ha sentado bien", pero, sorprendentemente, no lo hacemos; en su lugar analizamos los alimentos, los genes, la meteorología y los estreses, pues nos han enseñado a hacerlo así.

Huiremos de este análisis y nos centraremos en ese punto de partida intuitivo de que "alguna información no nos ha sentado bien". Los aparatos del organismo reciben nombres referidos a su función básica. Así tenemos el aparato digestivo, el respiratorio, el circulatorio etc. Pues bien, nosotros hablaremos del aparato informativo, que, aunque no disponga de reconocimiento expreso en los índices de los libros de medicina, existe. Nos concentraremos en el procesamiento de la información.

Reflexionaremos sobre ideas, vigilancias, objetivos, expectativas y deducciones y dejaremos de lado a los genes y al estilo de vida. Necesitamos entrar en los detalles del proceso ("Dios está en los detalles", decía Einstein) y para ello debo referirme a cuestiones técnicas que le exigirán un cierto empeño además de curiosidad. Continuamente le referiré a ejemplos y analogías para ayudarle a salvar esos puntos algo complicados. Probablemente la dificultad está en el carácter novedoso del contenido. Le aconsejo, por tanto, que deje de lado, al menos durante la lectura, los tópicos conocidos sobre jaqueca y que se acerque con una actitud saludable de curiosidad ante las propuestas teóricas que irán surgiendo.

He considerado más adecuado colocar los agradecimientos al final, exponiendo brevemente los motivos, pero adelanto que se dirigen a los pacientes que me escucharon en la consulta y a los autores de los libros que me han ayudado a modificar mis convicciones sobre el funcionamiento del organismo en general y del cerebro en particular, desde una visión integral en la que si bien se puede admitir que todos los procesos biológicos tienen una lectura molecular, ello obliga a considerar a la Bioquímica desde una posición más abierta que la interpretación reduccionista habitual. Un agradecimiento especial para aquellos que no sólo leyeron el libro, sino que se tomaron la molestia de criticarlo. Gran parte de su contenido no existiría si no hubieran tenido esa fecunda deferencia.

Oyardo, primavera de 2004.

1 ¿QUÉ PASA AHÍ DENTRO?

> Más que real, nuestro mundo es cerebral.
> F.J. Rubia

INICIAMOS EL RECORRIDO de la búsqueda de respuestas sobre jaqueca con la cuestión básica:

¿Qué está sucediendo en el interior de la cabeza durante una crisis jaquecosa?

El primer consuelo a la angustia del desconocimiento es la palabra.

Cuando algo nos inquieta, necesitamos urgentemente ponerle nombre.

—¿Qué pasa ahí dentro?

—No hay ninguna duda: está teniendo usted una jaqueca.

Las palabras son meros envoltorios y aunque calman nuestra angustia de momento, deberíamos solicitar rápidamente alguna información sobre el contenido.

¿Qué es una jaqueca?

La primera equivocación que no debe cometer es la de identificar las cosas por lo que parecen. Damos por sentado que la realidad y la forma en que la percibimos son la misma cosa y consideramos la percepción como una acción pasiva, determinada por un determinado suceso externo o interno. Si estamos padeciendo un dolor intenso como el de la jaqueca no podemos sustraernos a la deducción intuitiva de que dicho dolor está determinado por alguna alteración interna. Aplicamos esta misma deducción a cualquiera de nuestras percepciones: la visión, aparentemente, es el resultado de la proyección de la realidad sobre una pantalla interior y el contenido de las imágenes está determinado por los sucesos externos. Esta idea, intuitivamente válida, es científicamente equivocada. Los colores y sonidos no están ahí fuera, aunque lo parezca. Sólo son prodigiosas construcciones de nuestro cerebro y por tanto surgen de "ahí dentro", aunque en su elaboración se utilice el valioso material energético que ha impactado previamente sobre la retina.

Walter Freeman es un neurofisiólogo experimental que ha estudiado la olfación en conejos, con registros simultáneos de grandes poblaciones neuronales del bulbo olfatorio (la zona donde se procesan las señales procedentes de los receptores del olfato). Su conclusión es que la percepción del olor no se produce directamente por los estímulos que llegan al cerebro a través de los órganos sensoriales, sino que dichos estímulos se incorporan a una actividad compleja de numerosas neuronas que se encuentran continua y caóticamente en actividad (el llamado "parloteo cerebral"). No habría olor sin esta agitada y bulliciosa actividad cerebral que incorpora la llegada de las señales del estímulo nuevo. Los sucesos son invitados que llegan a una fiesta con mucho ambiente.

Como señala Donald Hoffman en su excelente libro sobre lo que él denomina acertadamente "inteligencia visual":

> La visión es, por lo general, algo tan rápido y seguro, tan fiable e informativo, y aparentemente requiere tan poco esfuerzo, que asumimos de forma natural que, de hecho, no requiere ninguno. Pero el perfecto funcionamiento de la visión, como la armoniosa soltura de un patinador olímpico sobre hielo, es engañoso. Tras esa artística naturalidad del patinador se esconden muchos años de entrenamiento riguroso, de igual manera que detrás del rápido funcionamiento de nuestro sentido de la visión se extiende una inteligencia tan vasta que ocupa casi la mitad de la corteza cerebral.

Existe por tanto una "inteligencia visual" necesaria para construir nuestra visión, pero también podemos aceptar una inteligencia sonora para construir el sonido, otra olorosa para los olores, tactil para las sensaciones cutáneas y... ¿por qué no?: una inteligencia dolorosa para construir el dolor.

Cualquier actividad inteligente es un proceso complejo que exige una extensa red neuronal con múltiples niveles de procesamiento estrechamente vinculados. El estudio del soporte neuronal de la inteligencia dolorosa ha avanzado considerablemente en las últimas décadas, aunque nuestra ignorancia sigue superando con creces a nuestra sabiduría. Lo más solemne que podemos afirmar sobre ese soporte neuronal es que existe. Es la denominada *matriz cerebral del dolor*. No hay acuerdo general sobre sus componentes, pero incluye al tálamo, el córtex somatosensorial, la ínsula y el córtex cingulado anterior (si no es profesional no se preocupe por los nombres, son diversas zonas cerebrales. Lo que me interesa es que se quede con la idea de que para que usted sienta el dolor, una serie de "oficinas" cerebrales tiene que construirlo). La evolución ha dedicado muchos millones de años para configurar el cableado necesario que permita a esa matriz editar hacia la conciencia del individuo la percepción dolorosa para notificarle debidamente un suceso de agresión a cualquier zona del organismo. Cuando reciba un golpe contra una esquina, percibirá al momento el dolor correspondiente. Para usted será un hecho trivial, lógico.

—¿Qué tiene de extraordinario que me duela? Acabo de darme un golpe.

Su comentario es injusto. Miles de millones de conexiones han generado para usted esa desagradable sensación para informarle del suceso debidamente. Gran parte de ese trabajo cerebral está ya configurado en los archivos de especie (soporte genético) y biográficos (soporte de experiencia y conocimiento transferido por otros). En nuestra pantalla consciente se proyecta, con cada aviso perceptivo, no sólo el presente sino la consolidación de todo el conocimiento adquirido por la evolución de nuestros antecesores por un lado y nuestra exigua experiencia individual por otro. En cada percepción hay siempre componentes variables de estos archivos (genéticos y biográficos) que se acoplan a la entrada de datos del presente. El cerebro integra todos los elementos e inventa la mejor versión posible de cara al interés global del organismo que no es otro que el de su propia preservación. Es el "presente recordado" de Gerald Edelman (*El universo de la conciencia*) o la "pancepción" de Oscar Vilarroya (*La disolución de la mente*).

Este carácter complejo del dolor obliga a considerar siempre tres elementos fundamentales del mismo. El aspecto sensorial, el afectivo y el evaluativo o motivacional (Melzack, R. and Casey, K.L. 1968; Rolf-Detlef Treede. 1999). El primero determina su cualidad específica de modalidad sensorial (distinta a otras como el calor, el cansancio o el mareo), con todos los parámetros de intensidad, localización y persistencia incluidos. El segundo, el afectivo, imprime la condición desagradable, emotiva, de sufrimiento. Finalmente hay una evaluación, una especie de dossier que incluye, tanto para el individuo como para el propio cerebro, una valoración de las causas teóricamente posibles y de su repercusión pasada, presente y futura sobre el organismo (su relevancia biológica). Lo que usted está padeciendo, por lo tanto, no se refiere sólo a un suceso concreto de ese momento, sino que recoge multitud de componentes o contenidos que expresan en síntesis lo que su cerebro ha construido, integrando por supuesto todas las jaquecas previas (propias y ajenas). Su jaqueca de hoy contiene todas las anteriores, lo mismo que la paella que hace su madre tiene el sabor acumulado de todas las paellas previas, con todos los contenidos de todo tipo asociados.

Sabemos ya, por tanto, que una jaqueca, además de los contenidos de carácter sensorial y afectivo acumulados históricamente, directamente responsables de su tortura, incluye una evaluación sobre su significación. A partir de ahora, exíjase siempre una reflexión sobre esta significación, cada vez que perciba el dolor o lo barrunte. Un castigo de un padre a un hijo no es sólo un dolor sino la consecuencia de una decisión paterna, que, siempre será una consecuencia no sólo del motivo concreto sino de todos sus antecedentes. En su ejecución hay muchos componentes y reflexiones del pasado, presente y futuro. Para interpretarlos correctamente debemos considerar preferentemente la motivación, su significado y su función.

—Están bien todas estas precisiones, pero tengo la sensación de que nos estamos alejando del tema. Me gustaría empezar a recibir respuestas concretas. Seguro que la medicina ha avanzado considerablemente en la investigación de las jaquecas y espero que usted me podrá decir algo más concreto al respecto.

Efectivamente, nuestro conocimiento sobre jaquecas ha avanzado. Con sus potentes lupas, los científicos han podido observar el proceso en términos moleculares y hoy día disponemos de bastantes datos del suceso. El ajetreo bioquímico jaquecoso está razonablemente desvelado. Simplificando la cuestión se puede afirmar que este ajetreo se asemeja al que se observa en alguno de los componentes de la inflamación. Podríamos por tanto disponer de una referencia fiable para entender el por qué del dolor: la cabeza jaquecosa está inflamada.

En alguna ocasión alguien se ha referido a la jaqueca como una "cabecitis". Otros hablan de "meningitis estéril" (Moskowitz M.A. 1993) o "meningitis neurógena" (generada por activación de neuronas). Puede que sean denominaciones más afortunadas que la de jaqueca o migraña, ya que estos dos últimos términos, procedentes del árabe y del griego respectivamente, simplemente significan que se refieren a un dolor de cabeza que tiene la curiosa costumbre de afectar (no siempre) sólo a una mitad. Es más ilustrativo decir que la jaqueca es una cabecitis o una meningitis estéril que explicar que la jaqueca es un dolor en media cabeza.

La referencia a que en la cabeza de un jaquecoso se produce una inflamación cuando está doliendo, produce, en cierto modo, un efecto balsámico o de consuelo. Ayuda a entenderlo y por otra parte el paciente se siente comprendido. Cuando aclaro esta cuestión en la consulta, los pacientes hacen un claro gesto de aprobación al saber que su cabeza está inflamada y conceden más fiabilidad a las explicaciones.

Suponiendo que hayamos decidido cambiar el nombre a nuestro sufrimiento y que el término de "cabecitis" (o "hemicabecitis" si sólo le duele media cabeza) nos ayude a sobrellevarlo por su mayor capacidad de explicarlo, debería plantear inmediatamente una nueva pregunta:

—¿Por qué está inflamada la cabeza?

Nuestros científicos encogerían los hombros en un evidente gesto de ignorancia:

—A "ciencia cierta" no sabemos, confesarían.

Si usted ha decidido seguir con la estrategia de hacerse más preguntas cuando recibe una respuesta, proseguiría:

—¿Qué es la inflamación? ¿Para qué sirve?

Los sabios agradecerían estas dos preguntas como un estudiante agradece que en el examen le pongan a prueba con cuestiones que lleva bien preparadas:

—La inflamación es un complejo dispositivo defensivo de emergencia. Está ampliamente extendido en todos los seres vivos. Sirve para protegernos de todo aquello que pone en riesgo inmediato de destrucción a cualquier zona de nuestro organismo. Los sucesos que la activan son los gérmenes indeseables (aunque no lo crea hay gérmenes deseables y adorables compartiendo con nosotros el organismo), los traumatismos, las quemaduras y los abrasamientos por moléculas corrosivas; en definitiva, todo aquello que puede alterar violentamente nuestra integridad. Imagine usted una casa en la que usted vive. Aunque no los vea, el edificio contiene todo tipo de gremios dispuestos a entrar en acción tan pronto como alguna zona de la casa sufra una "lesión" aguda. Las brigadas de fontaneros, electricistas, albañiles y carpinteros acudirían rápidamente y se pondrían manos a la obra. El organismo dispone de todo tipo de gremios altamente cualificados para proteger y reparar cualquier zona dañada con el mínimo de molestias. La maquinaria celular es mucho más sofisticada y eficiente que cualquier maquinaria que usted haya imaginado jamás.

Antes de que nuestros satisfechos científicos prosigan con su ostentación de conocimiento sobre moléculas y células inflamatorias, usted debería anticiparse con otra buena pregunta:

—¿Quiere usted decir que dentro de la cabeza hay algún germen indeseable, se está produciendo una combustión, o algo tira, desgarra, golpea o distiende las neuronas?

—¡No, por Dios! Nada de eso sucede. Puede usted estar tranquilo. No hay infecciones, quemaduras ni traumatismos internos.

Tras un breve alivio, usted no puede evitar una nueva pregunta:

—Si nada de eso sucede, ¿por qué se inflama la cabeza?

—Esa es la cuestión. El cerebro jaquecoso no es normal. Genera órdenes de inflamación en su cabeza sin nada que lo justifique. Esta inflamación innecesaria (y por tanto anómala) explica perfectamente el dolor.

—¿Algo así como si "algo" decidiera que acudieran los bomberos a las casas con sus mangueras, sus sirenas, sus escaleras y sus hachas y se pusieran de inmediato a destrozar las puertas y llenar de agua la mitad de las casas?

Quizás los sabios no entienden lo último y le pedirían una explicación:

—¿Por qué dice "mitad de las casas"?

—Por ser estricto con la analogía. Usted me ha aclarado que el término de jaqueca hace referencia a un dolor en media cabeza y realmente en mi caso es muchas veces así.

Con cierta incomodidad con su aclaración, los científicos retomarían su última pregunta aun pendiente:

—La analogía de los bomberos es correcta, pero para ser exactos habría que especificar que en la jaqueca se ponen en marcha los dispositivos por si hubiera que actuar, pero no se produce la intervención, precisamente por eso: porque no hay nada que lo justifique. Acudirían los bomberos a las casas, obligarían a los inquilinos a interrumpir lo que estuvieran haciendo, se desplegarían por allí y estarían preparados todos en sus puestos para proceder a derribar las puertas y lo que hiciera falta si se llegara a producir fuego. No inundarían las "medias casas", pero estarían especialmente atentos a intervenir a veces en la mitad de la casa, porque estarían convencidos de que el fuego se iba a producir en esa mitad.

—Me alegro de que realmente mi media casa no se esté quemando y que los bomberos no la destrocen o la inunden, pero sigo sin comprender por qué acuden una y otra vez. ¿Debo pensar que estamos hablando de casas que se incendian fácilmente?

—Nada de eso. Estamos hablando de unas casas especialmente protegidas del fuego. La cabeza es una zona especialmente resistente a invasiones por gérmenes indeseables. Evidentemente no se producen altas temperaturas ni penetran fácilmente moléculas corrosivas. A veces se producen distensiones, desgarramientos o compresiones, pero esto es mucho más improbable que suceda allí dentro que, por ejemplo, en el tobillo izquierdo. Sin embargo, se activa la inflamación repetidamente a pesar de la escasísima probabilidad de suceso dañino.

—Entiendo que el dolor forma parte de la inflamación al igual que las sirenas forman parte de los bomberos, pero no entiendo por qué es tan intenso, frecuente y persistente el dolor jaquecoso si no está pasando nada que lo justifique. Volviendo al símil de los bomberos, entiendo que es difícil evitar los sonidos de las sirenas cuando se mueven rápidamente hacia supuestos o imaginados incendios, pero ¿necesitan realmente mantenerlas durante varias horas o incluso días a un volumen especialmente atronador, máxime si como usted dice no hay fuego? Una vez desplegados por las casas ¿qué sentido tiene que continúen con las sirenas?

—Realmente eso es muy extraño, tanto si hablamos de bomberos como de inflamaciones, pero estamos hablando de un cerebro que hace cosas anormales. No sólo se ponen en marcha los bomberos, sino que el despliegue no tiene contención. Alcanza una dimensión muy superior a la de los incendios reales (Evers, 1997; Mulleners, 2001).

Este último comentario le ha producido una sensación profundamente descorazonadora:

—¿Quizás debería pensar que el cerebro jaquecoso... es imbécil?

—¡No, hombre, no! Es muy listo, pero... está enfermo, o si prefiere... es defectuoso. Ya desde nacimiento. Puede que sus genes no sean los adecuados. En cierto sentido, tendría excesivo miedo a que se pudiera destruir algo en la cabeza o, como parece que a usted le gusta decir, sólo en la mitad.

No más preguntas. Es el momento de recopilar, de poner los datos encima de la mesa y plantearse estrategias para protegerse. Si no ha entendido mal, su casa no es fácilmente incendiable sino más bien "bomberizable". Como sufrido jaquecoso inicia sus reflexiones tras la conversación con los científicos:

—Tengo un cerebro enfermo. Mi cabeza se inflama porque algún circuito alterado (o asustado) da una orden sin mucho sentido. Como todo es automático, no se puede hacer nada. Algo así como un ordenador, que a veces no quiere funcionar o se vuelve loco. El poder de las computadoras...

Recuerda alguna película de ficción en la que los ordenadores actúan contra sus creadores. Se independizan. La mente es al fin y al cabo como un ordenador (Philip N. Johnson-Laird). El cerebro de una mosca tiene más capacidad de procesamiento que el más sofisticado y pretencioso ordenador que haya fabricado el hombre. Recuerda haber leído que una sola neurona es un pequeño ordenador. Puede efectuar operaciones de computación como la suma y la multiplicación, pero esta computación no tiene por qué ser lineal. Esto quiere decir que dos más dos no siempre son cuatro; depende del estado de la neurona. Si una sola neurona es inestable e impredecible, ¿qué pasará con esos miles de millones, conectadas de forma masiva? También ha leído que la Biología funciona según las leyes de los sistemas complejos, es decir, es un universo que puede estar en estado... ¡caótico! ¡El efecto mariposa!: cualquier mínimo acontecimiento en un lugar puede acabar produciendo grandes catástrofes.

—Quizás sea eso. Ahora lo entiendo. Basta con que me tome un pequeño sorbo de un gintonic para que se ponga en marcha toda la brutalidad de la jaqueca.

Maldice su condición humana, con tanta complejidad automatizada. Basta una pequeña anomalía para que el sistema se vuelva contra uno. A veces el ordenador no quiere hacerle caso. Es como si tuviera voluntad propia. Preferiría menos circuitos y más manivelas. Así podría manipular las decisiones cerebrales, o al menos intervenir en ellas. No estaría mal que tuviéramos algo parecido a un teclado o un mando a distancia. Quizás es cuestión de tiempo. En las unidades del dolor ponen una bomba de morfina a disposición del paciente para quitar el dolor apretando un botón cuando uno lo considera oportuno. En la enfermedad de Parkinson también están utilizando sistemas de bombeo de moléculas a demanda. También ha leído en Internet que se puede "estimular" al cerebro desde fuera a voluntad. Puede que pronto salga algo así para la jaqueca: un reservorio de un analgésico o lo que sea, dispuesto a poner orden en el interior de la cabeza cuando uno lo decida. Si el cerebro jaquecoso tiene ideas "de bombero" sería bueno hacerse con el poder de las decisiones para imponer la voluntad razonable del individuo y bloquear esas absurdas y patológicas decisiones de activar la inflamación cuando no ha pasado nada que lo justifique. Un rayo de esperanza dibuja una leve sonrisa interna, una vez superada la imagen poco grata de cachivaches electrónicos distribuidos por su cuerpo, pero rápidamente se borra ante una duda que le surge de no se sabe dónde:

—Las computadoras las programa el hombre, pero pueden escaparse de su control y ocasionar problemas. Existen además los virus informáticos. Hacen que nuestros ordenadores trabajen para los intereses de otros. Formamos parte con nuestro cerebro ordenador de una gran red en la que abundan las conexiones y los correos bioelectrónicos. ¿Qué son mensajes interesantes y qué son "infecciones" adquiridas en la red? ¿Quién programa el cerebro? ¿Nacemos programados por los genes o nos programamos en vida? Una vez programado ¿toma sus propias decisiones? ¿No podemos controlarlas?

¿Puede ser la jaqueca una meningitis frente a virus informativos?

Los científicos no podrían ocultar un gesto de desagrado si usted les hubiera planteado estas últimas preguntas. Probablemente le habrían aclarado que ellos no están para filosofías o especulaciones inútiles, sino para encontrar respuestas y soluciones científicas, es decir químicas. Todo en el fondo es Química. De momento sabemos que una jaqueca es:

Una inflamación innecesaria, desproporcionada, incontenible y, por supuesto, injustificada.

2 Incertidumbre de daño

> Nuestro cerebro no se desarrolló para perfeccionar la lógica ni para discutir sobre el mercado de valores, sino porque nos permite durar hasta el día siguiente.
>
> Marcelino Cerejido

Vamos a imaginar que las percepciones son noticias, que nos llegan editadas por un determinado periódico: nuestro cerebro. El dolor sería también una noticia; una mala noticia en este caso. Ya hemos visto que Aladino había captado en el cerebro jaquecoso cierta preocupación y los científicos constataban evidencias de un estado inflamatorio. Digamos que existe temor a que pudiera pasar algo allí dentro y que el dolor es la expresión de dicha inquietud. Podríamos considerarlo como un *miedo local*. También sabemos que los temores del cerebro jaquecoso resultan ser infundados una y otra vez. Estaríamos hablando por tanto de un periódico que nos publica no sólo noticias sobre sucesos sino también sobre estados de inquietud del propio periódico:

—¡Se teme que pueda estar sucediendo algo dentro de la cabeza!

Este sería el titular de primera página. Usted lo percibiría como dolor. Tiene cierta lógica. Los periódicos reales publican también noticias que expresan temores que, luego, pueden no ser confirmados. Lo que resultaría más extraño sería un periódico que publicara de forma reiterada sólo temores sobre posibles sucesos:

—¡Se teme que pueda derrumbarse alguna casa!

—¡Puede que se produzca un atraco en algún banco!

—¡Quizás atropellen a un peatón!

Usted como lector no podría sustraerse a la inquietud expresada por estos titulares si éstos se expresaran únicamente con los nominales:

—¡Derrumbamiento – casa!

—¡Atraco – banco!

—¡Atropello – peatón!

Aunque la analogía del periódico es válida debemos considerar una característica extraña al hablar de nuestro cerebro periódico: con cada noticia se acoplaría un estado emocional que se aproximaría bastante a lo que usted sentiría si observara el derrumbe real de su propia casa, el atraco de su sucursal bancaria o acabaran de arrollarle en la vía pública. Esto haría que en realidad pareciera que:

—"puede que se esté derrumbando tu casa",

—"estén atracando tu banco" o

—"estén a punto de atropellarte".

La jaqueca sería una noticia sobre un posible suceso interno en su cabeza, posteriormente no confirmado, pero que le mantuvo a usted en vilo a lo largo de un día entero. El cerebro le editó la percepción dolorosa, lo que hizo que usted viviera esa inquietud sobre un posible suceso con toda la crudeza de los sucesos reales.

—Creo que entiendo. Mi periódico me publica una noticia sobre posibles sequías internas y para ello me acopla la percepción de la sed como si en ese momento estuviera atravesando algún desierto de esos de las películas del Oeste.

—¡Exactamente! Su cerebro dispone de esa alta tecnología que la evolución ha conseguido. *Las noticias sobre posibles sucesos consiguen producir las mismas sensaciones que los sucesos reales.*

—¡Vaya!, esto empieza a gustarme. Lo mismo que existen posibles malas noticias supongo que existen también las buenas.

—Efectivamente. Pero no se haga ilusiones. Las buenas noticias internas se limitan a una sola: "todo está bien, aquí dentro no pasa nada ni parece que vaya a pasar".

—Según lo que usted me ha explicado, podría esperar que cuando no pasa nada, al tratarse de una buena noticia, el cerebro me acoplaría una percepción placentera equivalente en intensidad a la de una jaqueca, pero no recuerdo nada así y supongo que en muchos casos se habrá dado esa circunstancia de normalidad interna.

—Entiendo su excitación, pero la buena noticia de la normalidad interna dispone de una percepción muy satisfactoria: ¡ninguna!

—¿Las buenas noticias se reflejan en el periódico con ¡páginas en blanco!?

—Efectivamente. No hay mejor noticia que la que simplemente indica que ha finalizado la mala noticia previa. ¡Ha finalizado la guerra! siempre es una gran noticia. El mayor placer consiste en el fin del dolor. "No hay mejor salsa que el hambre", solía comentar Sancho Panza. Un buen trago es aquél que se produce tras un día entero de exposición a un sol ardiente con la cantimplora vacía.

La desilusión se refleja en su rostro. Por un momento había pensado que las buenas noticias le iban a producir sensaciones nunca soñadas...

—Si quiero pasar un buen día debo estar dos días antes sin probar bocado, poner la calefacción a tope en pleno mes de agosto, y no beber ningún líquido durante dos días, calzar un zapato dos números más pequeño o golpearme repetidamente contra la pared para decidir al cabo de un buen rato dejar de hacerlo. Realmente parece que el placer de un bocadillo, una caña de cerveza o de librar al pie sería sublime, pero incomprensiblemente no aprovechamos esas espléndidas oportunidades.

—El periódico sobre sucesos de interior en realidad es un posible periódico. Sólo sale a la calle cuando cree que debe salir. No tiene sentido una edición diaria con todas las páginas en blanco. Hoy no ha habido periódico. ¡Extraordinario! ¿Qué más se puede pedir? No ha sucedido nada inconveniente ni se ha planteado la posibilidad de que sucediera. El día ha transcurrido por lo que parece sin ninguna inquietud sobre riesgos. *Los días sin jaqueca expresan una confianza absoluta del cerebro sobre normalidad en el interior de la cabeza, así como una autorización a que usted prosiga con sus asuntos sin ninguna restricción.*

El problema es que sabemos que es una calma incierta. En cualquier momento pueden aparecer las noticias y en este caso una noticia es por definición una mala noticia, con su correspondiente carga de dolor incorporado para hacernos vivir el "posible suceso" como si fuera real. *Un cerebro jaquecoso es un cerebro envuelto en incertidumbres sobre posibles daños internos.*

—Realmente es peor que eso: es un cerebro que edita noticias sobre posibles daños, pero que al momento en que salen de imprenta se interpretan como noticias sobre daños reales.

—Esto último no acabo de entenderlo del todo. ¿El propio editor no sabe si edita noticias sobre sucesos reales o ficticios? ¿Interpreta que lo que distingue la ficción de la realidad es que la noticia salga al exterior? ¿Algo así como si un sospechoso de un robo se convirtiera automáticamente en el ladrón en el mismo momento de ser detenido?

—Eso es. Piense que estamos hablando de un sistema con varios niveles de procesamiento. Cada nivel hace su trabajo a ciegas y deriva sus conclusiones hacia los demás. Gran parte de este ir y venir de conclusiones (outputs) se produce en el escenario inconsciente, pero a veces contiene carga suficiente para aflorar al plano consciente. En ese momento usted recibe la correspondiente notificación, que es a su vez procesada en ese plano consciente por usted mismo lo cual quiere decir que se incorpora a la tertulia cerebral sobre el tema de un posible suceso interno.

El temor de la redacción emerge hacia el lector implicándole en el desasosiego. Al desasosiego se acopla la correspondiente percepción (en este caso de dolor). El lector comunica que ha leído en el periódico noticias sobre posibles daños en el interior de la cabeza y que efectivamente le está doliendo la cabeza. El dolor hace que el cerebro confirme sus temores ya que la presencia de la noticia en el periódico es un indicador global final de todo el procesamiento previo. Si aparece en el periódico es que algo pasa: estamos ante la certeza de un daño interno inminente. Esto, en el fondo, indica que se ha dado un nivel suficiente de confianza por parte del periódico en sus fuentes de información. Acepta que la posibilidad de daño es un hecho y se producen modificaciones (que analizaremos más adelante) que inician automáticamente un proceso de expansión de la noticia con más y más páginas hasta completar un grueso diario repleto de noticias terribles.

—No puede ser. La jaqueca es un estado de desasosiego cerebral... ¡kafkiano! Este capítulo no me está dejando el cuerpo muy bien que se diga...

—Efectivamente hay algo de kafkiano en la génesis de la jaqueca. El propio Kafka era jaquecoso. Es fundamental por tanto aclarar el embrollo. Nuestro cerebro no tiene realmente sensaciones, tal como nosotros las entendemos como individuos conscientes, pero, a su manera, sí las tiene. Antonio Damasio en su libro "La sensación de lo que ocurre" se extiende en todo tipo de análisis sobre los procesos de construcción de los contenidos de la conciencia. Es un eminente neurólogo especialmente interesado en reflexionar sobre conciencia y emoción. Distingue entre la *emoción* (que es la reacción corporal a un determinado suceso relevante), *la sensación a nivel cerebral inconsciente* de esa reacción corporal y la *trasmisión a la conciencia del individuo de esa sensación cerebral*.

—Existiría, según él (me parece una idea válida) una emoción (reacción del organismo a un suceso), una sensación cerebral de dicha emoción y una comunicación al individuo consciente de esa emoción cerebral. No acaban aquí las comunicaciones: de forma involuntaria se produce una expresión emocional hacia los demás. Cuando usted está triste, tiene su sensación privada de tristeza, pero las emociones se comunican involuntariamente hacia los demás y ellos reciben la noticia de su tristeza, aunque usted no sea consciente de que la ha notificado, e incluso la niegue. A partir de ese momento se inicia generalmente el diálogo entre usted y su allegado. De la misma manera, el cerebro transmite involuntariamente un mensaje hacia la conciencia y el individuo percibe que el cerebro está inquieto. El individuo sabe así que el cerebro ha tenido una sensación "dolorosa". Algo así como el homo sapiens sapiens: el hombre que sabe que sabe. Trasladado a la analogía del periódico, existiría en primer lugar un suceso que generaría datos hacia la sede del periódico. La reacción ante el suceso relevante sería la emoción. El periódico recibiría datos sobre el impacto del suceso y se generaría la correspondiente inquietud (sensación cerebral) que quedaría reflejada involuntariamente (estaríamos hablando de un periódico automático) en la edición hacia el individuo. Este último componente sería el equivalente a la percepción consciente. Otros a su vez podrían detectar su inquietud al leer el periódico. ¿Qué te sucede, qué has leído? Evidentemente el individuo consciente no tiene acceso directo a los datos de los sensores internos (ni el lector a los teletipos o debates del periódico). El cerebro está al tanto *de todo lo que pasa* por el interior en cada momento, a través de la extensa red de sensores repartidos por todo el organismo, pero también (y eso en nuestra especie es muy importante) está al tanto *de todo lo que se dice sobre lo que pudiera pasar*. Una vez las noticias en el periódico, el cerebro las recalifica convirtiendo las noticias sobre posibles sucesos *en unas que al parecer ya están sucediendo*. Los distintos niveles de procesamiento de los sucesos pueden desbordarse e implicar así a los demás. Este desbordamiento puede producirse en las dos direcciones. De abajo hacia arriba o de arriba hacia abajo.

Cada recepción del individuo produce por tanto un impacto sobre la evaluación cerebral del suceso. Este mensaje de vuelta (realimentación) se incorpora a la edición, contribuyendo continuamente al contenido de lo que el individuo recibe. Imagine un dúo de músicos que improvisan sobre un determinado tema. Los dos se influyen mutuamente. El cerebro y el individuo consciente improvisan, escuchándose continuamente. Los temas muchas veces están grabados. Son melodías muy antiguas, conservadas y transmitidas por los genes. Sobre ellas se acoplan modificaciones para adaptarlas al momento presente. La ejecución cerebral no tiene por qué coincidir siempre con la del individuo. Pueden darse todo tipo de situaciones. A veces la improvisación es conflictiva y otras funciona al unísono (ambos dan las mismas notas). El periódico del que estamos hablando se construye de la misma manera. Se inicia la edición de forma automática, el individuo recibe una primera noticia que le produce un impacto emocional variable, este impacto rebota hacia el periódico y hacia sus reporteros. Todo el sistema resuena y modifica el contenido de la noticia con la consiguiente repercusión sobre el impacto en el individuo y así sucesivamente. Es lo que se conoce como *retroalimentación positiva*. Es un peligroso fenómeno bien conocido por los expertos en redes, comunicación y automatismos. Genera encendidos de "noticias" que sometidos a la dinámica de la retroalimentación positiva adquieren aspecto de veracidad. No hace falta que se complique las cosas para entenderlo. Son los famosos *bulos*.

El cerebro debería disponer siempre de una *retroalimentación negativa*. Es la que contiene dentro de la veracidad a las noticias del periódico. Se apoya en un componente que detecta el error y corrige continuamente la edición. Le recomiendo un libro reciente que habla de esta cuestión con ejemplos concretos (*Sistemas emergentes*. Steven Johnson).

La edición del periódico siempre está influida por las emociones cerebrales y las del individuo. A veces hay sintonía y otras hay conflicto de intereses. Ya hablaremos de este tema más adelante, pero debe empezar a acostumbrarse a la idea de que los objetivos de su cerebro y los suyos como individuo consciente no tienen por qué coincidir. En la jaqueca existe sintonía y se produce una situación kafkiana porque el cerebro y el paciente entran en un unísono absurdo, irracional, en el que tanto el cerebro como el individuo consciente consolidan su inquietud por un posible suceso interno, opinando los dos (erróneamente) en la misma línea.

—Creo que empiezo a entenderlo, pero sigue pareciéndome extraño. Pensaba que la naturaleza hacía mejor las cosas. Me imagino a un pobre mayordomo que, por serlo, es asaltado por la autoridad ante informes recibidos sobre la posibilidad de un posible crimen. En ese momento los agentes se han dejado llevar de su temor y han detenido al pobre infeliz. La primera vez se resiste y pregunta por los motivos. Una vez en comisaría, la única explicación es que "usted tiene que ser el asesino pues le hemos detenido. Ya nos habían advertido sobre los mayordomos...". Realmente ni siquiera ha habido crimen, pero la presencia del mayordomo en comisaría se interpreta como que ha estado a punto de cometerlo.

—Me temo que está empezando a entenderlo, aunque todavía quedan algunos matices fundamentales que hacen la situación todavía más kafkiana: el mayordomo está implicado en la inquietud sobre su tendencia asesina y colabora en construir la convicción sobre su responsabilidad en un posible crimen. Había una pintada surrealista en la época de "los grises" y las manifestaciones antifranquistas que definía un poco esta situación:

Colabore con la policía: péguese usted mismo

Le veo preocupado con todo esto. Su cara le delata. Expresa inquietud, pero no debe preocuparse. Podemos corregir el elemento kafkiano, *sustituyendo la incertidumbre sobre daño inminente por la certeza de su inexistencia*, pero debemos caminar paso a paso e interesa que aclaremos antes algunas cuestiones. El objetivo es el de disponer de suficiente conocimiento sobre lo que *realmente* puede suceder en el interior de las cabezas para independizarse emotivamente de lo que su editor cerebral pueda sugerir como posible noticia. De esa manera cada inicio de noticia será despreciado contundentemente por usted al verla en su periódico, apelando simplemente a su sentido común sobre posibles acontecimientos internos.

3 Asuntos internos

Como hemos comentado en el primer capítulo, la realidad externa no contiene sonidos, colores o formas. Las "percepciones" son sólo productos internos, pero resultan ser mucho más interesantes que las "cosas en sí" (Kant) o los llamados "universales" (Rodolfo Llinás) que son consustancialmente aburridos ya que se reducen a materia, energía e información (así lo afirman los físicos). Cuando analizamos el universo externo, la relación entre esa materia y energía y nuestras percepciones es suficientemente ajustada para que nos desentendamos de estas cuestiones y, en la práctica, consideremos que los pájaros cantan y el atardecer está inundado de fantásticos colores. Los físicos nos matizarían que los pájaros producen un paquete ondulatorio de aire comprimido, que llega hasta nuestro oído donde se generarían unas corrientes eléctricas determinadas, en función de la longitud de onda de cada ondulación y, tras un procesamiento complejo de estas y muchas otras señales, surgiría del cerebro la percepción del sonido que identificamos como canto del pájaro. Este sonido no existiría hasta que nuestro cerebro lo hubiera construido. Así que nuestro oído no podría captar algo que aún no se había producido.

Estas reflexiones, como es lógico, son absurdas para el ciudadano y hacemos bien en desentendernos de la realidad científica que subyace a los sucesos externos. Nos adherimos sólidamente a la percepción, convencidos de que los asuntos del exterior quedan fielmente reflejados por ella. Las "cosas en sí" son lo que sean y nosotros simplemente las vemos, oímos y palpamos y las padecemos o disfrutamos. Un suceso externo como un traumatismo o una quemadura genera inmediatamente un vivo dolor en la zona afectada. Interpretamos el suceso correctamente a través de esta percepción, sin necesidad de analizar el soporte de realidad que la precede. No necesitamos considerar que una dosis de energía mecánica o térmica ha generado una serie de corrientes eléctricas en unos dispositivos ingeniosos llamados sensores de daño (los reporteros del periódico cerebral sobre catástrofes reales) y que estas corrientes han permitido que nuestro cerebro reciba información precisa sobre daños en esa zona. En la práctica el universo externo y su percepción son razonablemente congruentes. Las noticias del periódico sobre los acontecimientos llamativos de nuestro barrio son básicamente fiables, porque nosotros también los hemos observado. Duele la cabeza porque ha recibido un golpe. No tiene sentido la incertidumbre sobre ese suceso externo. "¿Qué pasa ahí fuera?" tiene una contestación obvia:

—Ha habido un accidente. La cabeza ha chocado contra una esquina.

En el interior, como ya hemos advertido, la cosa cambia y puede aparecer el elemento kafkiano, a poco que descuidemos nuestros análisis. Sería conveniente que la pregunta sobre interiores fuera algo más confusa: "¿qué estará pensando el cerebro que podría estar pasando ahí dentro?"

Tendemos a hacer todo tipo de comentarios sobre los sucesos internos, absolutamente convencidos de que los percibimos con la misma claridad que los externos:

—No he hecho bien la digestión.

Esta afirmación es falsa por dos motivos: el primero es que usted no hace la digestión. Se la hace su aparato digestivo. El segundo es que no hay forma de que usted sepa cómo ha ido el proceso. No debe olvidar además que usted sólo recibe noticias y que éstas no siempre reflejan la realidad, sino que en ocasiones expresan simplemente un estado de opinión mal contenido. Todas las percepciones recibidas del interior deben recibirse, por tanto, con cautela. Pueden corresponder tanto a sucesos reales como posibles.

"¡Qué sed tengo!" no necesariamente refleja la situación de su osmolaridad (aumento de la concentración de solutos por exceso de sal o falta de agua) ni "¡me muero de hambre!" define el estado de sus reservas alimenticias, sino simplemente que se acerca la hora de comer o que su cerebro se preocupa por posibles desnutriciones por más absurdo que le parezca esto que digo al contemplar su evidente obesidad.

Los seres vivos mantienen una lucha continua contra la incertidumbre y tienden a anticipar conductas de preservación en exceso. Se evitan tanto los enemigos externos como los internos. El interior tiene sus propios miedos y estrategias para protegerse. Es un universo diseñado (a golpes de evolución) muy concreto, en el que sólo se consienten sucesos en una banda muy estrecha. Es ostensiblemente más delicado que nuestra superficie y debe ser protegido frente a las continuas variaciones energéticas externas e internas. La selección y la propia dinámica evolutiva de la vida han diseñado interiores cada vez más protegidos, a base de mejorar las defensas externas y, sobre todo, la vigilancia (tanto externa como interna). Los procesos internos están absolutamente automatizados y controlados, con infinidad de sensores moleculares que organizan miles de millones de reacciones químicas con una precisión estricta. La compleja secuencia de procesos intracelulares y la enmarañada red de comunicación intercelular debe protegerse bien de las perturbaciones externas a través de un exigente sistema de aislamiento.

Un eficaz sistema de vigilancia representado por nuestros seis sentidos identifica y aleja a los intrusos externos, enemigos potenciales de la integridad interior. Ciertamente estamos amenazados por componentes que nuestros sensores no detectan, pero la evolución nos ha dotado de capacidad para fabricar muchos de los dispositivos que echamos en falta. No podemos volar, pero podemos construir aviones. Nuestros ojos no ven los virus, pero sí lo pueden conseguir nuestros fantásticos microscopios modernos. Podemos detectar la radioactividad, calcular la edad de la tierra e incluso contemplar en nuestra propia casa una aburrida parcela del planeta Marte.

Al ser una especie social, compartimos el conocimiento y eso nos protege de innumerables peligros. Una seta venenosa no muestra ningún distintivo de su peligrosidad (para los no expertos), pero podemos apoyarnos en el conocimiento de los entendidos para evitar aquellas que no hayan sido aprobadas por un dictamen suyo.

El interior es por tanto un aburrido espacio para el periódico. Son muy escasas las probabilidades de sucesos interesantes. Los reporteros (sensores) de catástrofes permanecen generalmente inactivos o se limitan a enviar noticias de sucesos de mínima relevancia. La mayoría de los días el periódico de noticias catastróficas internas debería estar en blanco. Esto debería generar una sensación de confianza absoluta en la integridad interior, similar a la que atribuimos a nuestro coche cada vez que lo utilizamos y nos conduce sin problemas a nuestro destino con todos los indicadores de alerta del monitor absolutamente silenciosos.

La realidad perceptiva, el diario de noticias sobre interior, en muchas ocasiones es bien distinta. La sed, el hambre, el cansancio, el mareo, el dolor, son noticias habituales en la sección de sucesos internos de nuestros exclusivos periódicos cerebrales de ciudadanos occidentales.

Este exceso de percepciones no compromete habitualmente el curso de lo cotidiano. Generalmente tienen fácil neutralización (al menos en nuestra confortable sociedad occidental). Si "nos morimos de sed", bebemos agua y si "estamos agotados", nos sentamos. Sólo en los casos en los que la percepción es excesivamente intensa o frecuente, aparece la incertidumbre sobre enfermedad.

Hay muchos ciudadanos que acuden al médico para valorar percepciones fisiológicas, pero que aparecen en exceso de frecuencia o intensidad. Puede vivirse como un hecho anormal percibir mucha sed, mucha hambre, mucho sueño o mucho cansancio. En algunos casos se detectan anomalías que justifican plenamente estas percepciones, pero en la mayoría de los casos se trata sólo de percepciones sin enfermedad acoplada. Habitualmente, una vez aclarado el problema, no se solicitan tratamientos para la sed, el hambre, el sueño o el cansancio.

El dolor plantea un problema distinto. Si bien existen dolores moderados, asumidos sin demasiadas reflexiones como "normales", asociándolos a una jornada algo dura, a un problema psicológico o a cualquier otra condición poco relevante para la salud, si el dolor adquiere suficiente intensidad acaba invalidando al individuo.

Frente al dolor no disponemos de una capacidad de control semejante al grifo, la comida o el descanso (en este caso no vale pertenecer a la confortable sociedad occidental o incluso puede llegar a ser, como ya veremos, una desventaja). Tampoco disponemos de una explicación clara para entender su origen. Intuitivamente lo asociamos a algún tipo de perjuicio. Por ello en los casos en los que la percepción dolorosa adquiere una intensidad o frecuencia excesivas es inevitable definir esta situación como secundaria a alguna anomalía.

—No es normal tanto dolor. ¿Qué puede estar pasando ahí dentro?

La invalidez que produce el dolor excesivo asimismo presiona al individuo a buscar una solución:

—Denme algo para el dolor. Necesito una solución pues así no puedo trabajar.

No es extraño por tanto que se definan estas situaciones de dolor excesivo como enfermedades. Existan o no anomalías (pendientes de ser detectadas), en la práctica los pacientes con jaqueca son considerados oficialmente como enfermos (en el sentido de que existe alguna anomalía, por muy sutil que ésta pueda ser). No se ha descubierto, sin embargo, ninguna evidencia de alteración, salvo el ajetreo inflamatorio. Ello no ha impedido a los investigadores de jaquecas afirmar con toda rotundidad que la jaqueca es una enfermedad (Peter Goadsby, *Fisiopatología de la migraña: una enfermedad del cerebro*. 1997). No sólo eso, sino que señalan contundentemente el origen del problema: *los genes*.

> La migraña se caracteriza por ser un trastorno constitucional (genético) desencadenado por múltiples factores (A. Oterino. 2001)

No hay otra forma de interpretar esta innecesaria y molesta presencia de la inflamación que considerarla una consecuencia de una anomalía constitucional. Hay individuos con nariz prominente y otros con cerebro jaquecoso. Así de simple. Oficialmente no existe ningún misterio en la causa de la jaqueca: alguna anomalía genética facilita que se active anormalmente parte del sistema inflamatorio. Sólo faltarían algunos pequeños detalles para esclarecer el proceso, por ejemplo, cuáles son las moléculas intermediarias entre los genes y el encendido inflamatorio.

El otro elemento fundamental en muchas ocasiones sería *el desencadenante*: una larga y variopinta lista de enemigos de la cabeza jaquecosa podrían iniciar la crisis. En cada suceso de dolor, se interpreta que el cerebro ha sufrido en su sensible estructura la agresión de cualquiera de ellos.

El cerebro jaquecoso es (según la versión oficial) excesivamente sensible y vulnerable y no siempre lo cuidamos con el suficiente mimo.

Ante este planteamiento científico el paciente no tiene posibilidad de hacer sus propios juicios sobre los sucesos de interior. Debe fiarse de las interpretaciones de los profesionales. Al fin y al cabo, son los que han buceado el interior de los organismos con análisis y radiografías. Para el paciente, algo anormal debe estar produciéndose ahí dentro y la explicación de que la cabeza está inflamada parece convincente, así como lo de los genes y el estilo de vida.

Nuestra capacidad de predecir y comprobar los sucesos internos es muy limitada. No es fácil conseguir una certeza de salud ni de enfermedad. Siempre pudiera suceder algo ahí dentro. Las informaciones sobre enfermedades y dolencias nos acompañan continuamente y no es extraño que nuestro cerebro ande inquieto. No nos dice nada, pero deberíamos saber que siempre está sumido en incertidumbres y desasosiegos ya que ha recibido informaciones que hablan de la vulnerabilidad de la cabeza y de la existencia de múltiples "enemigos". La naturaleza además no ha previsto nada respecto a los "desencadenantes" con capacidad de producir efectos sutiles y nuestro cerebro tiene que efectuar una vigilancia condenada al fracaso: no tiene acceso a la detección precisa de sus leves y continuados efectos negativos. En cualquier momento se produce suficiente dosis de inquietud cerebral y se refleja un mensaje involuntario hacia el individuo, percibido como dolor. ¿Por qué a partir de ese momento? No lo podemos saber. Sólo sabemos el momento de la publicación de las noticias en el periódico. Ignoramos por qué no se ha producido antes esa misma noticia o por qué ha saltado ese preciso día. No podemos saber si el agua está caliente o fría mirándola más que cuando hierve o se congela. Fuera de estos dos estados, desconocemos cuál es su temperatura. De la misma manera, sólo podemos asegurar que si la noticia aparece es que el temor ha alcanzado el nivel de disparo. La duda cerebral está servida y debe ser resuelta. Una vez eliminado el temor, puede que el dolor desaparezca.

Los médicos atendemos continuamente situaciones de dolor, que se solucionan al demostrar con exploraciones que no hay enfermedad. La expectativa (temor con dudas) de enfermedad genera dolor y la eliminación de la incertidumbre es el mejor analgésico. Cuando el cerebro activa la sed o el hambre, nos plantea también incertidumbres de daño (por deshidratación o desnutrición). Basta con beber agua o comer para que cese la percepción al instante, sin necesidad de que el agua o la comida llegue previamente a las células. El cerebro "sabe" que hemos hecho lo adecuado (beber y comer) y ya no tiene sentido mantener la inquietud pues ha desaparecido la incertidumbre sobre sequías o desnutriciones.

En la jaqueca se activa el dolor por incertidumbre cerebral de daño (el cerebro estaría inquieto por el contenido de sus expectativas). Esta incertidumbre sin embargo no se elimina sino todo lo contrario, ya que la instrucción oficial asegura que existe una anomalía genética que explica todo el proceso jaquecoso y no podemos modificar los genes (ni siquiera están identificados) ni el estilo de vida (o peor aún: lo hemos modificado y la jaqueca sigue igual). La afirmación de que existe un gen responsable del proceso doloroso es realmente un dato inquietante para nuestro cerebro, lo mismo que la afirmación de que el dolor es la consecuencia de una enfermedad cerebral. *El dolor convierte en estos casos el temor en convicción. Se acaba convirtiendo la incertidumbre de daño en certeza de anomalía interior no bien definida.* Ha quedado confirmada la vulnerabilidad: algo interno funciona mal y nos condena inexorablemente a episodios de dolor insoportable.

Una casa definida como vulnerable a los ladrones, en un barrio definido como repleto de ladrones, con un sistema de alarma que activa la sirena cuando el temor al robo alcanza un cierto nivel (sin necesidad de detectar nada anómalo previamente) hace que se interprete el aviso como evidencia de robo. Cuando eso sucede, la incertidumbre sobre robo adquiere la categoría de convicción. Imagine una ciudad dotada de alta tecnología para procesar todo tipo de informaciones sobre posibles sucesos en su interior. Llegaría un momento en que de esos procesadores de noticias sobre posibles sucesos se derivaría algún sirenazo que, al momento de ser captado por el ciudadano, iniciaría un proceso de retroalimentación positiva que acabaría activando todas las sirenas de media ciudad, con el máximo de volumen durante todo el día.

Una cabeza definida como vulnerable, rodeada de desencadenantes, con capacidad de activar avisos ante informaciones sobre sucesos internos acaba generando el mismo tipo de círculo vicioso.

Tanto la ciudad como la cabeza han generado una cascada de ruido-dolor por procesamiento de informaciones sobre posibles sucesos. Ya nos hemos referido a que toda percepción incluye además un componente de evaluación. En este caso la evaluación sería la de confirmar que efectivamente algo está pasando en la ciudad-cabeza, dado que están sonando las sirenas o está doliendo. La incertidumbre inicial se convierte en certeza, cosa que el cerebro siempre agradece.

Estamos protegidos con la certeza de que los elefantes no vuelan (universo externo), pero la afirmación de que las cervicales producen mareo (universo interno) o que la humedad afecta a las articulaciones se admite como verosímil a pesar de que sean falsas (aunque parezca lo contrario). En estos casos es fundamental esforzarse en recuperar una nítida convicción de salud, similar a la que aplicamos a la escasa probabilidad de vuelo a los elefantes y protegerse de supuestas anomalías sutiles no detectadas. *La jaqueca, como veremos, es la consecuencia de esa indefensión cerebral respecto a la incertidumbre sobre posibles daños internos promovida por las informaciones de expertos.*

4 EL CEREBRO NO ES SU MAYORDOMO

La conciencia reina, pero no gobierna
Paul Valéry

LAS REFLEXIONES OFICIALES sobre jaqueca se centran exclusivamente en la esencia y existencia del individuo concreto que la padece. Usted *es* un jaquecoso y lleva una *existencia* inadecuada para su condición. Siguiendo el mismo razonamiento, cuando se plantean influencias perniciosas de las expectativas sobre el desarrollo de las crisis de dolor o del efecto de la medicación (los llamados factores psicológicos), se entiende que son las expectativas conscientes del individuo las responsables y no se hace mención a expectativas cerebrales (inconscientes): "piensas que te va a doler y, claro, te acaba doliendo", nos indican nuestros bien intencionados asesores. En este libro, cualquier referencia a expectativas, mientras no se diga lo contrario, debe entenderse como expectativa cerebral. El cerebro tiene su universo y el individuo el suyo.

F.J. Rubia cita en su libro *El cerebro nos engaña*, la teoría de los tres cerebros de MacLean. Como él mismo comenta, esta concepción no es muy científica, pero es pedagógica. Serían tres sistemas instalados en forma de capas de cebolla, que habrían ido incorporándose progresivamente a lo largo de la evolución. Cada uno de ellos tendría unas capacidades y subjetividades distintas. El más primitivo o "protoreptiliano" sería el de anfibios y reptiles, con conductas estereotipadas (fijas), sin sentido de la relación de crianza ni del juego (los lagartitos y las ranitas no juegan ni "tienen" papás y mamás. Ni siquiera son niños: simplemente son de menor tamaño, ya que sus conductas y capacidades están ya "cableadas" al nacimiento). El segundo, denominado "protomamífero" (equivalente a lo que llamamos sistema límbico) incluye prestaciones de afectos, crianza y emociones. Se da la comunicación maternofilial y la conducta de juego. Los patrones de conducta no estarían tan determinados. Se producirían más exploraciones del entorno (juego) y el riesgo del juego estaría minimizado por la protección de los progenitores (instinto de crianza). Finalmente, el tercer cerebro sería el "neomamífero", característico de nuestra especie, con mayor capacidad de afinar las pulsiones de los anteriores con un mayor conocimiento, transferido por los congéneres a través de los poderosos caminos del lenguaje y la imitación. Cada nivel puede, dentro de ciertos límites y según contextos, restringir o utilizar con más grados de libertad las urgencias del nivel inferior. El mundo cerebral del que hablamos correspondería a los intereses de los dos primeros niveles y el del individuo correspondería más bien al tercero. El módulo del "yo" consciente sería, como el lenguaje, una capacidad funcional emanada de la presión evolutiva de la complejidad cerebral progresiva, exclusiva de los seres humanos. La construcción de este "yo" consciente se calcula que supone el 2% de la actividad cerebral. Esto no debe interpretarse en forma de mito urbano según el cual, sólo aprovechamos el 2% de nuestras capacidades. El cerebro (100%) edita el periódico (2%) y el individuo lo lee. Vamos a precisar esta idea como se merece. Para empezar, debe desterrar de sus reflexiones rápidamente una concepción intuitiva errónea sobre el cerebro:

—El cerebro es mi mayordomo. Es como un señor pequeñito que vive en el interior de mi cráneo, atento a satisfacer mis deseos. Cuando quiero algo lo pienso y no me tengo que ocupar de nada más.

Es bueno considerar al organismo como un conjunto de seres vivos que comparten un único espacio. Tenemos una idea equivocada respecto a la propiedad de ese espacio. El organismo no es de un individuo, así como la ciudad no es de ningún ciudadano particular.

El desvarío de la afirmación: "El Estado soy yo", efectuada por Luis XIV (el Rey sol), es similar al que habitualmente sufrimos al afirmar: "el cerebro soy yo", arrastrados por nuestro incontenible egocentrismo occidental. Podríamos considerar a esta omnipresencia del yo como seña de identidad de nuestra pertenencia a la cultura de Occidente. En el budismo, por ejemplo, existe el "no yo" (Anatta) y sus seguidores están bien aleccionados para desconfiar de las ficciones de esa inevitable presencia del "yo".

A partir de este momento le sugiero que considere a su cerebro como una estructura con convicciones, inquietudes y "sufrimientos" propios, que toma decisiones en determinados ámbitos sin contar demasiado con la opinión del individuo consciente. Esto es especialmente cierto cuando la cuestión, como la que nos ocupa, se refiere a acontecimientos internos: no es fácil que su cerebro le atienda cuando usted exprese sus deseos sobre cuestiones del interior de su cabeza.

Sus intereses como individuo consciente deben ser incluidos en el interés común de la integridad física del organismo. Piense en una casa en la que usted habita: estaría dotada de todo tipo de tecnologías avanzadas para procurarle todo lo necesario, pero también se ocuparía de preservar su propia integridad (la de la casa). Usted vive en esa casa, pero no es realmente de su propiedad. Sería una casa egoísta, obsesionada por su preservación y, mientras no se demuestre lo contrario, recelosa de los caprichos del inquilino. La casa se inquietaría especialmente cuando se plantean riesgos que no puede controlar, porque no los detecta o su defensa es insuficiente. Es evidente que la casa sería el organismo, los sistemas automáticos de vigilancia, control y protección sería el sistema nervioso (con el cerebro como estructura más sofisticada) y el inquilino el individuo consciente.

Hemos llegado a nuestra actual complejidad como seres vivos, siendo primero una célula, luego muchas con cierta independencia y finalmente un número astronómico fuertemente interrelacionadas y residiendo en un mismo hábitat. Cada célula, cada órgano, cada zona, defiende su propio derecho a la supervivencia, integrándolo en un derecho colectivo del organismo.

Somos un ensamblaje de unos cien billones de células de miles de tipos distintos. La mayor parte de estas células son "hijas" de la célula-óvulo y de la célula-esperma, cuya unión dio inicio a nuestra existencia, pero en realidad, se ven superadas en número por los billones de cepas distintas almacenadas en nuestro cuerpo (Hooper. 1998). Cada una de nuestras células hospedadoras es un mecanismo inconsciente, un microbot en buena medida autónomo. No es más consciente de lo que puedan serlo sus invitados bacterianos. Ni una sola de las células que nos componen sabe quién somos ni le importa. (Daniel Dennet. *La evolución de la libertad*)

(Le recomiendo, si quiere fortalecer esta idea, leer también a Lynn Margulis en cualquiera de sus libros. Su visión es menos "áspera" que la de Dennet. Descubrirá el fascinante universo de microbios colaboracionistas que conviven con nuestro "yo" en el mismo organismo).

Si le ha entrado una mota de polvo en el ojo, la córnea protesta y se defiende. El individuo pasa a un segundo plano y por mucho interés que éste pudiera tener en la lectura de un libro, no convencerá al párpado de que no debe cerrarse. En ese instante el párpado está al servicio de la integridad de la córnea. El individuo es un don nadie.

Habrá veces que me referiré a usted como "el usuario" (el inquilino) y al organismo como "la comunidad" (la casa), para resaltar esa condición de su inclusión en un ente colectivo con el que en cualquier momento puede entrar en conflicto. Espero que lo entienda y no se moleste.

El cerebro trata de integrar los intereses de todos los componentes de esa comunidad y debe priorizar cada situación, sacrificando a unos por el bien de otros, según una jerarquía estricta de importancia en la preservación de daños. Algunas demandas del usuario serán atendidas diligentemente.

—Voy a la estación de autobuses.

Su cerebro ordena a las piernas de la comunidad que le lleven allí. Usted puede ir pensando en Babia por el camino. Tenga por seguro que su cerebro le depositará en la estación.

—Ya hemos llegado.

Otras veces su cerebro no estará de acuerdo en que su deseo sea una buena idea. En estos casos no se produce una conversación con el "usuario" similar a ésta:

—Me voy a dar una vuelta (comenta usted para sí mismo, confiado).

—Con el permiso del señor, no creo que sea una buena idea salir a la calle. Existe el riesgo de que pierda el equilibrio y se caiga. Eso puede resultar peligroso. Mejor haría quedándose en casa (le sugeriría respetuosamente su cerebro mayordomo).

En su lugar, aparece un mensaje poco preciso, preverbal (un "casi lenguaje" que cuando lo queremos convertir en palabras se quiebra), junto a una sensación de mareo que le hace desistir de "dar una vuelta".

En muchas ocasiones esta sensación de mareo se deriva de la inquietud cerebral por una posible caída. Usted creerá que "ha decidido quedarse en casa porque se encontraba algo mareado", pero la realidad es otra:

La inquietud por una posible caída por parte de su cerebro, convertida en mareo, le ha retenido en casa.

La capacidad de toma de decisiones del individuo consciente se reduce considerablemente cuando los temas se refieren al interior del organismo y a su preservación. Tanto la realidad como la expectativa de daños por parte del cerebro pueden condicionar las decisiones conscientes del usuario. El mecanismo es muy simple: se derivan percepciones desagradables que consiguen contagiar la inquietud sobre una posible caída al propio usuario. Esto puede ser interpretado (con fines pedagógicos, por su mayor claridad) como un castigo o, como lo entiende Damasio, como equivalente a la sensación cerebral de inquietud por una posible caída notificada a la conciencia. Su severidad depende de la actitud de mayor o menor rebeldía del individuo respecto a la conducta fijada por el cerebro como aconsejable (quedarse en casa, no moverse). Cada vez que se deriva del cerebro una percepción desagradable como el dolor, el individuo se ve forzado a atender a cuestiones internas y a abandonar sus planes (presionado por las noticias que ha publicado su periódico): el paciente acaba en un cuarto oscuro y no en un Restaurante. De forma equivocada, éste interpretará la decisión cerebral de retenerle en casa como una decisión consciente de renunciar a salir.

Los adiestradores de perros utilizan a veces un dispositivo electrónico con mando a distancia que aplica una descarga eléctrica en el animal cuando el instructor decide. Con ello se consigue asociar una conducta concreta indeseable a la descarga, con lo que el desconcertado animal opta por desistir. El perro "decide" modificar conscientemente su conducta, pero realmente no dispone de capacidad de decisión. Esta reside exclusivamente en el adiestrador. En todo este proceso el perro no puede interpretar la percepción desagradable de la descarga eléctrica y se limita a codificar un escenario como perjudicial y lo evita. Es evidente que las posibilidades de que se modifique la conducta del animal ante la descarga aumentan si pudiera interpretarla correctamente sabiendo que es la consecuencia de una decisión del amo y no de un efecto de la puerta del jardín. La decisión de no traspasar el límite es del individuo, pero está determinada por la severidad del castigo infligido y por el desconocimiento de lo que allí está sucediendo. Evidentemente un individuo puede decidir tener dolor cuándo y dónde quiera, pero para ello debe hacerse daño; podría elegir entre golpearse voluntariamente contra la pared, meter la cabeza al horno o aplicarse un ácido fuerte sobre su cabeza, cosa que habitualmente nadie en su sano juicio decide hacer; ningún perro decidiría aplicarse la corriente para "decidir" no traspasar el límite.

En las analogías o ejemplos que utilicemos en el libro se desarrollan diálogos entre el cerebro y el individuo. Esto hace que intuitivamente se nos cuele la imagen de un hombrecito interno con el que se puede hablar y al que podemos engatusar o hacerle cambiar de opinión. No hay nada parecido a ningún representante interno de nuestros intereses como individuos. Sólo hay "máquinas de supervivencia" (Richard Dawkins). No sólo eso. La naturaleza ha seleccionado un dispositivo de vigilancia receloso de nuestras andanzas por el mundo y por eso el cerebro se puede convertir en un incómodo acompañante. Los diálogos son posibles entre cerebro e individuo y, como veremos más adelante, es fundamental, en el tema que nos ocupa, que se establezca un conflicto entre los dos, para conseguir el cambio de opinión cerebral, pero debemos entender que es un diálogo entre un cerebro primitivo y el módulo consciente (usted, el usuario). Siguiendo con la analogía del periódico debe usted adquirir una cierta capacidad de desligarse de todo lo que allí se publica a base de perder credibilidad:

—No me creo eso de que mi casa esté a punto de derrumbarse.

—No me creo eso de que el interior de mi cabeza se vaya a lesionar *ahora* por este problema que me preocupa.

La alternativa a la imagen del hombrecito es la del ordenador. Con ello eliminamos los sentimientos que, sin darnos cuenta, atribuimos a nuestro frío y absolutamente mecánico cerebro. Una condición importante que se echa en falta en los ordenadores, sin embargo, es su falta de egoísmo. Stuart Kauffman considera que la vida está formada por materia, energía e información, pero añade un cuarto componente: el egoísmo. (S. Kauffman, *Investigaciones*). Los ordenadores son altruistas: están diseñados para satisfacer al usuario. El cerebro en cambio no está diseñado para atender al señor sino para preservar a la comunidad y de paso a sí mismo. Otra cosa es que el hombre intente (sin éxito) programarlo a su medida. Quédese por tanto con una idea intermedia: el cerebro como un ordenador, pero preocupado por la supervivencia de toda la comunidad y no sólo del interés del usuario. Ello hace que sea vulnerable a informaciones sobre posibles efectos nocivos o sobre fragilidades de su estructura.

En la jaqueca, el cerebro no está defendiendo los intereses del usuario sino la integridad física de la cabeza (en situación de riesgo teórico por expectativas cerebrales), independientemente de lo que en ese momento le interese a aquél. Usted puede haber programado un viaje y su cerebro se lo puede estropear, si "cree" que su cabeza corre peligro de dañarse, independientemente de que sus razones sean o no convincentes. Ningún mayordomo ni representante suyo osaría hacer algo así. Sólo una estructura diseñada para proteger la integridad física respecto a los riesgos que induce su usuario puede entrar en conflicto con los intereses de éste. *La jaqueca es una de las múltiples expresiones del conflicto de egoísmos: el del individuo consciente y el del cerebro guardián de la integridad física del organismo.*

5 ENERGÍAS PELIGROSAS

Hemos citado ya a los famosos aliados de la jaqueca. Son los componentes de esa interminable lista de los llamados factores desencadenantes. En Biología, un desencadenante es un elemento del entorno que induce una conducta específica ante su presencia. Slatter (*El comportamiento animal*) analiza matizadamente este concepto y, entre otros, cita el ejemplo de la conducta de cortejo del pez espinoso macho desencadenada por el abdomen algo pronunciado en la hembra (huevos dispuestos a ser fecundados). Los desencadenantes no son propiamente la causa de la conducta, pero la inducen y se obtiene así una acción de relevancia biológica (la fecundación).

Todos los manuales de autoayuda sobre jaquecas los citan compulsivamente, urgiendo al individuo a evitarlos a toda costa. Sin embargo, no se ajustan al concepto estricto biológico pues no aparece ninguna ventaja. No parece razonable (en términos biológicos) que al tener hambre se desencadene la tortura jaquecosa, ya que, entre otras prestaciones, ésta contiene náuseas o vómitos (que, lógicamente impiden comer). Tal obsesión por los desencadenantes deja de lado a los verdaderos causantes potenciales del dolor de cabeza, los verdaderos enemigos, tanto del exterior como del interior. Vamos a precisar debidamente cuáles son estos enemigos de la integridad física, aquellos para los que la evolución ha diseñado un indicador específico crucial: el dolor. Son enemigos obvios, conocidos por todos, pero no está de más recordarlos.

De una forma muy simplista podríamos definir el bien y el mal respecto a la integridad física, basándonos en la energía. Existen sucesos energéticos beneficiosos o peligrosos. Esta afirmación no incluye la existencia de energías buenas y malas. Todas son potencialmente beneficiosas y perjudiciales. La energía mecánica por ejemplo produce percepciones auditivas y tactiles y accidentes de circulación. La energía química nos permite percibir olores y sabores o abrasarnos con un ácido. La energía térmica calentarnos en invierno o quemarnos. La energía lumínica nos permite conocer la forma y localización de los objetos o destruir la retina por extasiarnos con el eclipse. En todos estos casos la percepción se alimenta de dosis variables de esas energías, extraordinariamente útiles desde el punto de vista informativo o peligrosas para la integridad de la zona de recepción. El efecto positivo o negativo depende tanto del tipo de energía como de su intensidad y del receptor sobre el que incide. Cada zona del organismo tiene una sensibilidad distinta a los estímulos. Un leve golpe no tiene la misma repercusión sobre la frente que sobre la córnea. Es lógico por tanto que la frente no proteste (duela) y sí lo haga de forma vehemente nuestra córnea.

La energía está envasada en distintas fuentes. Hay objetos completamente inertes, inofensivos. Podemos coger una patata sin ningún temor, porque su composición química no tiene capacidad de destruir nuestra mano por contacto. Pero si la convertimos en una patata caliente y la cogemos inadvertidamente, nuestra mano sentirá un dolor vivo a la vez que la suelta apresuradamente. El calor le confiere energía térmica capaz de lesionar nuestra piel y por eso ha aparecido el dolor, para alertarnos sobre la más que probable lesión de nuestra mano si hubiéramos persistido. Por esta vez debemos agradecer al dolor su rápida activación. Ha conseguido evitar el daño.

Si una patata recién salida de la tierra llega a nuestra boca a temperatura ambiente, pero a mucha velocidad, lanzada por alguien, también sentiremos un dolor vivo. La hemos recibido con una energía cinética (velocidad) excesiva. Nuestra boca aparecerá inflamada por culpa del impacto. El dolor cumple una función menos trascendente ya que sólo contribuye a recordarnos que hemos recibido el patatazo y que no debemos toquetear la zona. Aún así hay que reconocerle una prestación. Protege un lugar que se ha vuelto muy vulnerable respecto a pequeñas agresiones futuras, mientras nuestros labios vuelven al tamaño original:

—"Zona dañada, no tocar, no mover".

(Curiosamente, en las situaciones de parasitismo cutáneo, que implican un riesgo menos inmediato que las de infección, el picor lleva asociada una incitación al rascado: "zona parasitada, rascar". El sistema del dolor y el picor son antagónicos y se anulan uno al otro. El picor se asocia a la liberación de endorfinas para tolerar o incluso animar el rascado, teóricamente indeseable pues amplía la zona dañada, pero el objetivo es el eliminar al parásito agrediendo su zona de implantación).

Si una vez comprobado que la patata tiene una temperatura y una velocidad de llegada aceptables, la introducimos en la boca sin advertir que se trataba de una patata muy brava, notaremos también un vivo dolor y nos libraremos rápidamente de ella. La patata contenía una molécula (concretamente la capsaícina) con excesiva energía química para la sensible mucosa de la boca. Durante un buen rato la mucosa bucal no admitirá ningún alimento. Cada intento reavivará el dolor del inicio. En este caso cumple también la función de proteger una zona transitoriamente vulnerable. Además, nos ha enseñado que hay que desconfiar de las patatas templadas y lentas, y completar las medidas de seguridad incluyendo una pregunta sobre si tienen o no picante.

Conclusión:

Las patatas deben entrar en la boca a una temperatura y velocidad adecuada y no deben ser excesivamente bravas.

Traducido a lenguaje llano: es peligroso darse golpes, quemarse o contactar con moléculas irritantes. Tanto la energía cinética (traumatismos), térmica (quemaduras) como química (moléculas irritantes) pueden dañarnos en función de su intensidad y la zona a la que se aplican. El organismo trata de evitar continuamente este tipo de sucesos: los teme y el dolor es la expresión del miedo a la destrucción potencial inmediata.

Cada zona corporal tiene unos límites de resistencia a estas tres formas de energía. El dolor aparecerá *inmediatamente* cada vez que se produzca una situación de un suceso térmico, traumático o químico que pueda lesionar de forma *inmediata* la zona. He remarcado el carácter de inmediatez porque el dolor no debería ser un indicador inespecífico de todo tipo de daños. Cualquier tipo de suceso no tiene la capacidad de dañar inmediatamente un tejido vivo. El dolor sólo debería generarse cuando suceden determinados acontecimientos con una energía cinética, térmica o química de suficiente intensidad como para lesionar en muy corto plazo la zona afectada.

Un estímulo mecánico progresivo y lento no pertenece al tipo de estímulos capaces de activar el dolor, por la misma razón que una botella de vino no produce efecto tomada a lo largo del mes a razón de dos gotas por hora. Una concentración pequeña y persistente de una sustancia, si no se acumula, no debe activar tampoco la alerta. La temperatura en cambio, justifica plenamente la alerta al llegar a 45º, sea de forma progresiva o inmediata, ya que a esa temperatura se empiezan a destruir rápidamente los tejidos.

Quédese con esta idea importante:

El dolor es una percepción que, en condiciones normales, debería notificar solamente acontecimientos de daños potenciales inmediatos en los tejidos, por estímulos agudos mecánicos, térmicos o irritantes químicos. (en los textos de dolor se añade la inflamación como estímulo capaz de generarlo; ya hablaremos de esta cuestión trascendental en otro lugar, pero ya he comentado que el dolor y la inflamación son elementos que están integrados en un mismo origen que no es otro que la inquietud por un daño potencial. Tanto puede interpretarse que la inflamación causa dolor como lo inverso).

En la jaqueca no se produce ningún acontecimiento de variación de energías potencialmente dañinas de forma inmediata. Ningún suceso jaquecoso implica la posibilidad de dañar físicamente. (En honor a la verdad, sí se puede dar en el curso de la crisis jaquecosa una situación de daño en los tejidos. Es el mal llamado infarto jaquecoso. Está producido por una activación excesiva de las neuronas, sin que llegue a contrarrestarse por los sistemas propios de contención o contra-regulación. Tocaremos con más detalle este punto al hablar de los excesos de la vigilancia o "auras". En todo caso esta posibilidad es completamente excepcional y no depende de la intensidad del dolor. Intuitivamente los pacientes con jaqueca definen la severidad de la acción jaquecosa por la intensidad del dolor. En el ejemplo del fuego, sería como definir los riesgos de la acción de los bomberos por el volumen del sonido de sus sirenas. Esta deducción no es correcta. Los peligros de la crisis jaquecosa residen en el fallo de su propia contención. Este fallo es como le digo excepcional y no debe temer que la crisis de dolor le deje ninguna secuela).

Una infección meníngea (energía química) o una rotura de una arteria (energía mecánica) son situaciones que destruyen tejido de forma inmediata y que activan la correspondiente reacción inflamatoria para proteger al instante la zona agredida. El dolor, un componente fundamental de la respuesta inflamatoria, cuya función sin embargo es simplemente la de alertar al individuo e impedir la utilización libre por éste de la zona dañada, le indicará correctamente que en la zona donde se percibe, se está produciendo una agresión a los tejidos por una energía excesiva. En estos casos el dolor es racional y deseable ya que informa de un suceso real de daño (sin excesos de intensidad o duración). En la jaqueca, al no existir una agresión a los tejidos, al no activarse la contención de la respuesta inflamatoria y no producirse aprendizaje con cada suceso, el dolor es irracional e indeseable. Alerta al individuo sobre un supuesto suceso que en realidad no se ha producido. Una falsa alarma.

Lo que define por tanto al dolor como racional es la existencia simultánea de una agresión a los tejidos por una energía excesiva. Cada vez que se produce un suceso agresivo de esta naturaleza, unos sofisticados dispositivos llamados sensores de daño, distribuidos profusamente por el organismo, lo captan y ponen en marcha un proceso complejo de procesamiento de esa información de sensores, que culmina con la "decisión" cerebral de activar la percepción de dolor. Tanto en exterior como dentro del organismo deben evitarse impactos de energía excesivos que puedan superar el límite de resistencia de las células y tejidos. Intuitivamente pensamos que el interior es más frágil, más fácil de ser lesionado. Las variaciones exteriores están evitadas eficazmente, pero tendemos a pensar que algo interno se resiente con estos cambios. Así damos por sentado que el cambio de tiempo puede repercutir negativamente sobre distintos componentes internos y acabar produciendo dolor. Es una idea absolutamente alejada de la realidad. No se produce ninguna eventualidad de riesgo de alteración física interna directa por efecto de una variación externa meteorológica (si excluimos los meteoros violentos que pueden arrojarnos contra una pared). Los sucesos de variación peligrosa de energía dentro del organismo están eficazmente evitados. Nuestro periódico perceptivo no debería registrar a lo largo de nuestra vida más que unas pocas noticias sobre acontecimientos muy concretos de sucesos energéticos peligrosos. *La jaqueca no contiene ningún componente calificable como energía peligrosa y debe ser considerada por tanto como una activación injustificada del dolor.*

En los siguientes capítulos analizaremos con algo más de detalle la clave de esta activación errónea. Empezaremos por estudiar el proceso de detección de los sucesos peligrosos.

6 SENSORES DE DAÑO

LA NATURALEZA CONOCE bien a los verdaderos enemigos de la integridad. No les pierde ojo. Tanto el exterior como el interior está sembrado de estructuras vigilantes que captan la mínima incidencia de energía peligrosa. Comparten su espacio con los dispositivos de detección de energías inofensivas e interesantes. No siempre la línea que separa el peligro del interés es clara, pero se produce un esfuerzo continuado de vigilancia para detectar todo tipo de peligros (energías peligrosas) y cosas interesantes como alimentos y parejas (energías habitualmente provechosas, pero potencialmente peligrosas...).

No hace falta que le cite nuestros seis sentidos (vista, olfato, oído, tacto, gusto y "el sexto sentido"). Los conoce bien. Le hablaré de otros sentidos. Me voy a referir estrictamente a la vigilancia de impactos energéticos peligrosos, aquellos que superan el límite de resistencia de los tejidos. Esta vigilancia se efectúa a través de unos sensores específicos de impactos de energía excesiva, también llamados receptores de daño o nociceptores (receptores de nocividad). El resto de los sensores (los de los sentidos) son sensibles a mínimas variaciones de energía, absolutamente inofensivas, pero muy útiles como fuente de información.

Cada sensor detecta un determinado tipo de estímulo (variación de energía). El bombardeo continuo de mínimas variaciones de dosis de cualquier energía no implica un riesgo para la integridad física inmediata de la cabeza por la misma razón que el bombardeo de aire no perjudica a los pulmones si no hay moléculas nocivas. No tiene por tanto ninguna posibilidad de excitar los sensores de daño ya que estos sólo se activan con altas dosis (en condiciones normales).

Los ruidos, las luces, los olores, no conseguirán nunca activar sensores de daño y si no hay activación de sensores de daño no debería haber dolor, por la misma razón que si sus ojos están cerrados o la luz está apagada no debería ver nada porque sus sensores retinianos no han sido estimulados por energía lumínica.

No debe confundir la posibilidad de activar los sensores de daño con la posibilidad de que algo se esté dañando.

Hay muchas situaciones que pueden ocasionar daños progresivos en las células sin que los sensores de daño generen señal. Estos sólo pueden detectar energías peligrosas con capacidad de generar daño inmediato. No existen los sensores de cualquier tipo de suceso que pudiera acabar dañando la salud. La enfermedad de Alzheimer, por ejemplo, daña progresivamente las neuronas cerebrales, pero no produce dolor.

Es muy importante también diferenciar la vigilancia y protección de una zona sana respecto a otra dañada. Una zona de piel herida se protege de una forma distinta que una zona de piel sana. La zona dañada precisa de una mayor protección, pues ha perdido resistencia, se ha vuelto frágil. En este caso los sensores de daño se colocan en una posición de alta sensibilidad y aumenta el número de ellos, activándose un grupo llamado "sensores dormidos" y aumentándose el ritmo de su fabricación. Esta situación de profusión de sensores hipersensibles hace que cualquier estímulo genere la consiguiente señal de daño (y previsiblemente dolor). La respuesta inflamatoria incluye sin embargo dispositivos de contención de la generación de señales de daño. Se ha descrito la producción de receptores de opiáceos y el acarreo de endorfinas por los linfocitos CD4+ a la zona inflamada. Esto indica que la naturaleza ha dispuesto tanto dispositivos de activación como de contención para limitar la reacción inflamatoria a la zona de daño y modular según los contextos el estado de los sensores y el tráfico de señales hacia el cerebro y/o el individuo consciente. El objetivo es conseguir buena información de daño, eliminando todo el equipamiento molecular y electrónico de emergencia de las zonas ya recuperadas.

Una vez finalizados los trabajos de reparación y recuperada la resistencia, los sensores vuelven a su posición normal y se pueden aplicar estímulos no agresivos sin que se generen señales de daño ni, por tanto, dolor. En este capítulo hablaremos del proceso de detección de daños en tejidos sanos.

¿Cómo es un sensor de daño?

Como sabe, cada célula dispone de una membrana, lo mismo que cada individuo dispone de su piel. La vida exige un compartimiento convenientemente aislado del exterior. La membrana es una estructura fundamental en todos los sentidos y lógicamente a su nivel se organiza la función de vigilancia. Así como hay células especializadas en detectar sucesos interesantes hay también neuronas especializadas en detectar sucesos potencialmente dañinos. Disponen para ello de unos sensores específicos instalados en sus membranas.

La neurona sensitiva "detecta-daños", tiene su cuerpo en la médula espinal -salvo las que se ocupan de la vigilancia de la cara que asientan en un núcleo aislado dependiente del nervio trigémino-, y sus ramificaciones caminan por los nervios hasta la piel, cubiertas de órganos, huesos, músculos y articulaciones. En la membrana de las terminaciones de las fibras nerviosas, se sitúan los sensores vigilantes de daños. Todos los sensores o receptores, son proteínas.

Las proteínas son moléculas muy complejas formadas por multitud de átomos entrelazados. Las uniones entre los átomos son a veces firmes y dan solidez al conjunto. Otras son débiles y permiten modificaciones en su posición. Considerando a la proteína como un edificio, estas zonas con uniones débiles corresponderían a las puertas o ventanas. Las zonas con enlaces débiles (las puertas) son las interesantes. Allí es donde se lleva a cabo la misión de la proteína. Estas puertas están habitualmente cerradas. Sólo un estímulo concreto (una determinada llave) permite abrirlas. En vez de puertas los científicos les llaman canales. A su través, y en función de que permanezcan abiertos o cerrados, se efectúan todos los intercambios del interior de las células del organismo con el exterior.

Las neuronas tienen, además de los canales comunes a otras células, otros específicos que les permiten efectuar sus funciones exclusivas: generar electricidad, almacenarla, dispararla y conducirla velozmente a través del nervio. La proteína-sensor de daño convierte el estímulo dañino en una señal eléctrica. Este paso se conoce como *transducción*. Es equivalente al mecanismo de disparo de un flash fotográfico. Transduce (convierte) una energía mecánica (apretar el botón) en un disparo de una corriente eléctrica. Previamente la neurona ha generado electricidad, utilizando la energía química proveniente de los alimentos a través de complicados procesos metabólicos. Otra proteína neuronal se encarga de esta conversión final en electricidad. Para ello debe bombear iones (átomos con carga) de sodio al exterior, intercambiándolos por iones de potasio. Este proceso de bombeo consume energía. Permite establecer junto a otros en los que no entramos una concentración de cargas positivas de sodio fuera y otra de iones negativos dentro. Esto equivale a una batería, con múltiples diminutas pilas ordenadas en serie, atravesando el espesor de la membrana neuronal. No sólo eso: entre las cargas positivas y negativas se interpone un aislante (el espesor de la membrana). El conjunto de cargas de distinto signo separadas por un aislante es un condensador: un dispositivo que almacena electricidad que puede ser utilizada instantáneamente cuando se decida (el flash fotográfico).

Cada sensor se dispara con un tipo de acontecimiento distinto. Los sensores de la visión con la energía lumínica, los del oído con energía mecánica de una determinada frecuencia ondulatoria, los del gusto y olfato con determinadas moléculas. Nuestros sensores de daño (en posición de tejido sano) se disparan aplicando una energía térmica, química o mecánica, *intensas*. Digamos que hay que empujar fuerte para que la puerta (el canal) se abra. El resto de los sensores (los que recogen información sobre sucesos inofensivos) disponen de unas puertas que se abren fácilmente con dosis mínimas de la energía correspondiente.

Si sucede algo intenso en la vecindad del sensor, la puerta de la proteína del sensor se abre y el sodio (cargas positivas) entra rápidamente al interior. Ya sabe que las cargas de distinto signo se atraen. Los iones de sodio (positivos) entran impetuosamente al interior a abrazarse con las cargas negativas que les esperan ansiosas en el interior. Ha habido por tanto un flujo de cargas positivas hacia el interior. Un flujo de cargas es electricidad.

El encuentro es fugaz pues la bomba de sodio se encarga de volverlo a sacar al exterior. Esto vuelve a cargar el condensador, dejándolo dispuesto para generar una nueva señal si persiste el estímulo nocivo.

Cada señal eléctrica disparada se transmite velozmente hacia el cerebro. El viaje debe superar varias dificultades, pero si tiene éxito, la llegada al cerebro de las señales eléctricas generadas por los sensores de daño hace que se genere habitualmente la percepción correspondiente de dolor. En este caso sería un dolor racional, útil, con información hacia el individuo ajustada al suceso de daño de una determinada zona.

Podemos definir así al dolor normal o fisiológico como el que se produce tras una llegada previa de señales de daño.

Hay una característica importante del comportamiento de los sensores de daño -aproveche cualquier encontronazo de su frente contra un borde duro para analizar las características del dolor-: al inicio aparece un dolor vivo, intenso. Dura poco. Le releva un dolor más sordo, soportable. Si se toca la lesión, cada intento reproducirá el primer dolor. Al cabo de unos pocos días la zona se dejará tocar. El primer dolor indica el inicio, con nitidez. La naturaleza ha diseñado sentidos que valoran especialmente los contrastes, los bordes. Existe por eso un primer tipo de sensor especialmente sensible que genera muchas señales por segundo, pero se fatiga. Es un atleta de carrera corta. El segundo tipo es menos sensible, genera menos señales por segundo. Es un corredor de fondo. El primer sensor marca asimismo el fin de la situación de vulnerabilidad al dejar de emitir señales, permitiendo al cerebro deducir que la zona ha recuperado una determinada resistencia. Naturalmente, si la lesión va en aumento el primer sensor sigue generando señal.

¿Qué interés tiene que existan los dos tipos de sensores?

Lógicamente, enviar información útil al cerebro. Imagine que están robándole en su casa. Si se activara la alarma en su máximo volumen y persistiera así hasta que alguien la desactive, sólo generaría información de:

—Han empezado a robar en tu casa.

Ahí se acabaría todo.

Imagine que el primer sonido contundente dura poco y queda otro más soportable, continuo. Cada nuevo objeto robado generaría otro sirenazo contundente. Usted podría deducir por el sonido el desarrollo completo de la acción. Los neurofisiólogos le llaman a esta propiedad "extracción de rasgos". Finalmente cesaría la alarma. Poco después entraría usted en casa pensando al dejar de oír la alarma que por fin habían dejado de robarle y comprobaría que efectivamente era así.

¡Puede que ya no quedara nada por robar!

La sirena no pudo evitar que le desvalijaran, pero le mantuvo bien informado de las oscilaciones de los ladrones. Le informó puntualmente del inicio, desarrollo y fin del atraco.

Es muy interesante también la forma en la que la naturaleza consigue enviar información sobre la intensidad del daño. Modula la frecuencia de salida de señal. Si el daño es intenso salen muchas señales por segundo. El cerebro interpreta esta frecuencia de señales como intensidad de daño. Esto es precisamente: ¡frecuencia modulada! Desde hace millones de años disponen de ella los seres vivos para velar por una información precisa. La evolución ha cuidado estrictamente la información. Aprecia lo que vale. Permite eliminar muchos sucesos de ensayo-error, pero debe apoyarse en unos datos de la realidad exquisitamente fiables.

En definitiva, existe un sentido del daño equivalente a cualquier otro sentido. Su función es la de detectar sucesos que pueden destruir inmediatamente una zona. Esta capacidad de destrucción va asociada, en condiciones normales, a un impacto de suficiente energía. Cuando se produce un suceso de este tipo, los sensores generan una señal eléctrica que se dirige al cerebro transportando información sobre daño, en un lugar y momento concretos, con claves para comunicar su intensidad y su persistencia. La zona dañada se inflama rápidamente, lo cual quiere decir que se ha desplegado una completa red defensiva que incluye una compleja red de información, con nuevos sensores de daño, pero también con nuevos receptores de opiáceos y sus correspondientes endorfinas, que, puedan bloquear la salida de señales de aquellos lugares que van recuperando su integridad.

Los sensores de daño no están agrupados en una zona anatómica concreta como la vista, el oído, el olfato o el sabor, sino que están ampliamente dispersos por el organismo porque todo debe ser vigilado y protegido. Cualquier impacto de energía excesiva potencialmente dañino de forma inmediata los activa y usted percibirá probablemente el dolor si no se considera lo contrario en oficinas de rango superior.

7 SEÑALES DE DAÑO

Los antiguos griegos pensaban que los nervios eran tubos que recogían pequeños fragmentos del objeto estimulador. Estas diminutas muestras viajaban hacia la cabeza para ser allí analizadas. Ya hemos visto que la única representación del estímulo es una señal eléctrica. No hay más información disponible. La realidad ha quedado *codificada* en un sistema de señales eléctricas. El sistema nervioso es una estructura capacitada para procesar esos códigos y extraer de ellos la máxima información posible para decidir las respuestas más adaptadas.

La corriente que hemos visto nacer al abrirse la puerta por la que entra el sodio tiene un diminuto radio de influencia. Hay miles de sensores iguales por toda la superficie corporal y en amplias zonas del interior. La minúscula corriente de un solo receptor sería una minucia de acontecimiento si otros receptores vecinos no hubieran detectado nada. Al cerebro no se le debe molestar con mini-acontecimientos. Sólo si hay muchísimos mini-acontecimientos agrupados debe informarse. Tiene que atender billones de señales eléctricas cada milésima de segundo. Si cada señal fuera la de una sola molécula de proteína de membrana la cifra se multiplicaría por varios miles o millones. Los mini-daños no existen en la práctica si no se integran en un macro-daño. La máquina no le da la coca cola si no introduce suficientes monedas.

Los mini-potenciales generados en las terminales de los nervios se transportan en dirección al cerebro, pero su pequeño voltaje se disipa al poco de iniciar el viaje. Sólo entre muchos mini-potenciales pueden generar un voltaje suficiente para acceder a la llamada *zona de activación,* colocada en la fibra nerviosa a una corta distancia de los sensores en dirección cerebro. También se le denomina zona de integración o de decisión.

La energía eléctrica se disipa como el calor si no se hace algo para impedirlo. Cada mini-corriente inicial se extiende por la membrana vecina junto con las demás. Sólo si se producen muchas y persistentes puede llegar un mínimo de voltaje hasta la zona de activación. Como es lógico el sensor de la zona de activación ya no tiene acceso a la energía responsable del inicio sino sólo a las corrientes que la representan (que siguen siendo proporcionales a la energía que las ocasiona; son señales graduadas). Dispone por tanto de un sensor de voltajes. Si detecta un voltaje suficiente hace lo mismo que el sensor de daño: se abre el canal de sodio y genera su correspondiente señal. Es un canal dependiente de voltaje. Se abre, no con un estímulo mecánico, térmico o químico-corrosivo intensos, sino con una señal de suficiente energía eléctrica.

La señal generada por este sensor dependiente de voltaje tiene un nombre sugerente:

Potencial de ¡acción!

ESTE POTENCIAL REPRESENTA la suma de los potenciales de todos los sensores de daño de la zona cubierta por una neurona y contiene toda la información que puede enviar al cerebro sobre sucesos de daño, en tiempo real. Para garantizar el viaje dispone de una cubierta aislante que se interrumpe cada 1 mm permitiendo una conducción a saltos, rápida, sin pérdidas (como le sucedía al humilde mini-potencial del sensor de daño). El diminuto flujo vertical de energía a través de la membrana neuronal (paso de sodio) se transforma a partir de la generación de nuestro flamante potencial en transmisión horizontal de información a lo largo del nervio. La neurona ha cumplido con su cometido: separar la energía de la información (Cairns-Smith, *La evolución de la mente*). Los parámetros de dicho suceso deberán estar estrictamente representados en el potencial de acción para conducir hasta los órganos de decisión una descripción exacta de lo acontecido.

No hay ninguna diferencia entre los potenciales de acción individuales que provienen de los sensores del oído, de la retina o de los de daño. Todos los potenciales que llegan al cerebro son iguales, aunque provengan de lugares muy distintos. Por mucho que los observemos no sabremos de dónde provienen, si nos ceñimos a sus parámetros: todos son de la misma amplitud y duración. En una pantalla tendrían el mismo aspecto. El cerebro necesita, sin embargo, saber qué ha pasado, cuándo ha sucedido, dónde, con qué intensidad y durante cuánto tiempo:

La llegada del potencial de acción marca el inicio de un suceso. Su persistencia y finalización completan los parámetros de persistencia y finalización. Falta conocer la modalidad, el lugar y la intensidad. Los potenciales de acción circulan por unas autopistas exclusivas según el tipo de suceso. Si el suceso es nocivo, la señal circula por un camino específico asignado a ese tipo de situación. Los potenciales generados por sensores de daño circulan por un camino exclusivo para sucesos de daño. El cerebro conoce perfectamente la modalidad del suceso por el canal por el que le llega la señal. La localización del daño queda también definida por el lugar que ocupa la señal dentro de ese conducto específico. Imagine una vía concreta para cada modalidad. Todos los viajeros del tren que circula por esa vía son señales de daño. Dentro del tren cada zona viajaría en un vagón y asiento determinado, exquisitamente respetados. Así el cerebro sabría qué ha pasado (el tren) y dónde (asiento concreto). La intensidad se define por el número de señales por segundo. Se transmiten como hemos dicho en frecuencia modulada.

El potencial de acción tiene un nombre un poco excesivo pues todavía tiene que pelear mucho y asociarse con muchos otros potenciales de acción para que el cerebro tome cartas en el asunto. En su viaje hacia el cerebro establece varios relevos. Se trataría de un viaje en varios trenes (neuronas). No analizaremos el proceso de relevos de la señal ni nos referiremos a la manera en que se produce la transmisión de señal entre una neurona y otra. Estas estaciones de relevo funcionan como aduanas en las que se toman decisiones sobre tráfico de señales, consistentes en facilitar u obstaculizar el paso a la siguiente neurona, a la vez que se analizan los datos-señal, procesando y modificando su contenido para remarcar los aspectos de contraste que faciliten la diferenciación de la señal útil respecto al ruido. Nos referiremos exclusivamente a la primera estación de relevo y una vez cumplido el trámite de paso de aduana situaremos a la señal ya en el cerebro, eludiendo los demás pasos intermedios.

Esta primera estación de relevo está situada en la médula espinal. Allí se localiza un dispositivo conocido como *"puerta de entrada"*. Es la primera aduana que regula el paso de señales, aplicando directrices que le llegan de centros de decisión o del mismo lugar lesionado. El cerebro puede "cerrar" o "entornar" la puerta limitando el paso de potenciales de acción procedentes de las neuronas vigilantes de daño. Probablemente ejerce su función a través de moléculas de acción similar a la morfina. Son las famosas *endorfinas*. Regulando su secreción, el cerebro puede atender o desatender estas señales de acontecimientos nocivos, facilitando o limitando su paso. Lógicamente, ello repercute sobre la generación variable de dolor hacia el individuo. Aún en presencia de una lesión, si cierra la puerta de entrada, puede eliminar el dolor. El dolor y la posición de la puerta de entrada están integrados en una misma decisión: puerta abierta equivale a dolor con la consiguiente presión de limitar la acción del individuo y puerta cerrada a no dolor y autorización o incluso presión para actuar (lucha o huida). No es posible abrir la puerta y no potenciar la construcción de dolor o cerrarla y no bloquearlo. Cualquier estado de inquietud cerebral sobre daño se asocia a la apertura y la ausencia de incertidumbre a su cierre. La apertura a su vez se asocia a la reducción de la acción y el cierre a su promoción.

La eliminación del dolor exige primero una decisión cerebral que siempre estará basada en una evaluación sobre daños, bien sean locales o globales. En el caso del montañero con su antebrazo atrapado, éste se había convertido en el responsable único de una más que probable muerte y, por tanto, se había convertido en un temible enemigo por lo que se autorizaba la amputación. Para ello lógicamente se aplicó la necesaria anestesia. La anestesia natural indica que la zona insensible, en ese momento, puede ser dañada. La anestesia artificial indica lo mismo: una autorización al daño (por el cirujano). Estas conductas cerebrales en las que se produce anestesia a pesar de producirse en ese momento daños, son típicas en las heridas durante el fragor de los combates o en la urgencia de la huida.

Hay un clásico experimento en el que se induce inflamación en las articulaciones de ratones. Los animales permanecen quietos, como corresponde a un estado de protección de una articulación inflamada y, por tanto, vulnerable al movimiento. Si se suelta un gato, los ratones huyen velozmente. Se supone que cede el dolor para permitir salvar la vida, aunque probablemente sus articulaciones hayan sufrido daños. Los ratones criados en laboratorio, aunque nunca hayan visto gatos, los temen, lo cual demuestra que disponen de conocimiento innato sobre ellos.

En la jaqueca el cerebro extiende su incertidumbre hacia el individuo (dolor consciente) y los sensores (sensibilización) a la vez que abre el tráfico de señales de daño (intenta detectar algo), pero no está sucediendo nada. El cerebro está planteando expectativas de daño y eso justifica activar la alerta al individuo y los sensores, lo mismo que sucede con otras percepciones. *Cualquier intento serio de eliminar el dolor, por lo tanto, debe centrarse en modificar la decisión cerebral de construirlo y para ello debe desactivarse el estado de alerta.*

8 Señales de peligro

> La predicción de eventos futuros es, sin duda, la función cerebral fundamental y más común.
> Rodolfo Llinás

Hemos analizado el dispositivo de sensores de daño, equiparándolos a los sensores de los sentidos (vista, oído, etc.) Están especializados en detectar sucesos dañinos. Recogen en tiempo real los impactos de lesión por energías excesivas. Cumplen una función trascendental de minimización del daño, alertando al individuo rápidamente para que se activen las maniobras de evitación correspondientes. El ideal, sin embargo, sería no sólo la minimización sino la evitación absoluta.

Hay muchas estrategias de evitación aplicadas por los seres vivos. Jorge Wagensberg las analiza en su artículo *Complejidad versus incertidumbre: la cuestión de la supervivencia*. Las más primitivas son pasivas como la simplicidad, la hibernación, el aislamiento protegido o el pequeño tamaño. La estrategia de evitación activa se apoya en la anticipación: el conocimiento del entorno nos permite independizarnos (librarnos) de su potencial de daño. Para preservarnos, o bien simplificamos el entorno o a nosotros mismos o nos hacemos con la información necesaria para controlar los riesgos del conjunto. Cuanto mayor sea el grado de aceptación del conjunto del entorno, más información precisamos para preservar nuestra identidad. Los seres humanos podemos obtener un amplio grado de protección respecto a diversos entornos a base de conocimiento, pudiendo así evitar las estrategias pasivas de una relación restringida: somos complejos, no hibernamos, no estamos aislados ni somos microscópicos. Nuestra supervivencia se apoya por tanto en la anticipación información, como especie (en términos biológicos y culturales) y como individuos (receptores y constructores de información). Precisamos de un eficiente sistema de predicción de peligros, con capacidad de detectar escenarios o situaciones con capacidad de dañar. Esta labor predictiva corresponde tanto al cerebro como al individuo consciente y tiene como objetivo la codificación de la realidad y sus posibles efectos, para activar las respuestas con mayor garantía de protección. Nuestro vigilante y nosotros mismos, debemos saber dónde se esconde el peligro.

El exterior está poblado de cosas interesantes, pero comparten espacio y tiempo con las peligrosas. Cada componente debería estar bien señalizado respecto a su potencial de perjuicio o beneficio. Ello permitiría seleccionar con precisión y anticipación las conductas de huida o aproximación. A través de los sentidos, el cerebro codifica (tras el correspondiente aprendizaje con ensayo-error) gran parte de los estímulos externos ya que la mayoría de ellos tienen forma, tamaño, color, olor, sabor o sonido.

Ello permite su detección antes de que impacten con nosotros y nos dañen.

La vigilancia y conocimiento del exterior se ve complementada por señales de otros individuos. En colectivos colaboradores, unos vigilan y así los demás pueden centrarse en la búsqueda de alimentos. En caso de peligro, el vigilante avisará por ejemplo con un sonido estridente a sus compañeros. En este caso la información contiene todos los ingredientes deseables: tipo de suceso, intensidad, inicio, duración, localización. El mensaje completo sería:

—En este momento ha aparecido un depredador. Está cerca y es muy peligroso.

No hay duda de que, para cualquier presa, un ave rapaz es una energía mecánica peligrosa y es preferible evitar la embestida que comprobarlo por uno mismo. El aviso o información es por ello un factor biológico de primera magnitud en la estrategia de la supervivencia.

El tipo de sonido indica peligro, el volumen y frecuencia del aviso, información de cercanía y/o peligrosidad (el chillido es más fuerte o más repetido para indicar el grado de peligro; algunos primates aumentan el volumen del chillido en función de la venenosidad de la serpiente. Nosotros mismos utilizamos el chillido para indicar la intensidad del daño sufrido a los demás e inducirles así conductas de ayuda). La procedencia del sonido indica la localización del depredador y la duración la persistencia del peligro. La información así producida contiene por tanto todos los ingredientes exigibles a un aviso eficaz: inicio, persistencia, finalización, localización, intensidad y modalidad.

Cada especie utiliza claves para informar sólo a los individuos de la suya propia. Algunos animales pueden incluso utilizar lenguaje, con varios tipos de señal. Hay unos monos africanos que utilizan tres tipos de chillido. Cada uno de ellos se refiere a un depredador concreto:

—"Águila", o más bien, peligro aéreo (con respuesta de bajar de los árboles, esconderse y mirar al cielo)

—"Leopardo" (activándose la respuesta de subir a los árboles)

o

—"Serpiente" (quedarse quietos observando el suelo).

Los avisos se producen acoplados a la realidad, en el momento y lugar precisos y los individuos perciben las señales con la precisión necesaria para predecir los sucesos, activar las respuestas adecuadas e interpretar correctamente el suceso. El cerebro registra la información y la respuesta como correctas y desarrolla aprendizaje. El error al desatender el aviso produce consecuencias negativas y por tanto aprendizaje (si se ha conseguido sobrevivir)

La vigilancia en tiempo real minimiza la exposición a daños.

Otra herramienta útil para reducir daños es el conocimiento. Las crías de rata comen todos aquellos alimentos que ha utilizado su madre durante la lactancia, probablemente porque reciben claves de sabor a través de la leche. Así mismo, los otros miembros del grupo transportan en su piel olores de los alimentos consumidos. Cada individuo memoriza esos trazos olfativos y los define como señales de garantía. Basta observar y oler la comida de un colega junto al de su aliento para codificarla. En ese caso sólo se codifica el olor del alimento si se acopla al sulfuro de carbono incluido en el aliento (el conjunto indicaría: comida para ratas)

El conocimiento evita ensayos peligrosos

El universo interior también está vigilado por sentidos internos. Captan mini-variaciones y el cerebro nos avisa con sensaciones desagradables. Si se detecta algo anómalo ya no tiene sentido la reacción de huida pues el intruso viajaría con nosotros. La respuesta lógica es la eliminación. Un primer acto defensivo sería el vómito o la diarrea, que son respuestas motoras, aunque inversas (alejamos al enemigo en vez de alejarnos nosotros de él).

Los estímulos no codificados (alimentos u otros seres vivos) son analizados recelosamente con "catas". Se admite una relación de baja dosis y se espera un tiempo prudencial. Si no sucede nada adverso interior, se codifica como inofensivo o interesante. En caso contrario se evita (vómito) y se codifica como peligroso. El efecto negativo de la cata hacia el voluntario (o el más hambriento) puede ser codificado por otros.

Hasta aquí los recursos de protección y vigilancia compartidos con otras especies animales. A destacar su carácter de acoplamiento de los sucesos según se van produciendo. No hay advertencias abstractas, desligadas de tiempo y lugar. Todos los avisos indican modalidad (generalmente de forma muy poco discriminada). Simplemente:

—¡Peligro!, lugar, inicio, persistencia, intensidad y final.

Los animales (salvo en algunas especies sociales) se turnan en la función de vigilancia. No existen los dedicados especialmente a la observación. Unos comen y otros vigilan, pero se intercambian continuamente los papeles.

En la especie humana el gran desarrollo que ha adquirido la transmisión de conocimiento a través de la imitación y sobre todo del lenguaje (especialmente el escrito) ha generado una división del trabajo con individuos dedicados expresamente a adquirir la máxima capacidad predictiva posible sobre riesgos. La función del vigilante cualificado es un paso adelante en la función del vigilante avisador a turnos.

Ya hemos dicho que el significado de los avisos en animales es simple. Por ello no es necesaria la especialización. Los contenidos son elementales y todos los individuos del grupo están capacitados para vigilar.

La vigilancia especializada, permite un mayor poder de conocimiento de los elementos potencialmente dañinos del entorno alcanzándose niveles de discriminación nunca imaginados:

—¡Cuidado con el colesterol!

Esto en principio es una ventaja, dado que se puede predecir un mayor número de sucesos potencialmente dañinos. Sin embargo, la información sobre daños internos no incluye datos sobre inicio, persistencia, finalización, modalidad, localización e intensidad o son muy imprecisos. El ideal (sólo como información precisa y por tanto útil) sería un mensaje como:

—¡Cuidado con el colesterol! Hemos detectado una cifra que está a punto de ocasionar una lesión en la arteria cerebral media derecha. Gracias a ello hemos podido intervenir con urgencia eliminando el problema.

Esta precisión es impensable y debemos conformarnos con un mensaje más bien como este:

—¡Cuidado con el colesterol!, ya que puede contribuir junto con otros factores no bien conocidos a aumentar a lo largo de los años la probabilidad de producir daño potencialmente serio en cualquier arteria si no tiene cuidado con la dieta, si bien las consecuencias en cada caso son poco predecibles.

¿Qué valor informativo tiene este tipo de mensajes?

Incorporan conocimiento general e incertidumbre al receptor, similares a:

—Existen setas venenosas que, si se comen, acarrean serios daños.

Una característica de la información experta es que no se dirige al individuo sino a grupos extensos. El mensaje de las setas no incluye elementos de análisis de realidad actual (la comida de su plato en tiempo real, ni, por supuesto, quién se las va a comer).

En el ejemplo del avisador de "viene un águila", se transmite información de ese espacio-tiempo concreto. El avisador asiste al suceso. Es un sensor de peligros en tiempo real. Detecta la posibilidad de daño en ese momento y lugar.

El aviso cualificado sería sin embargo algo así como:

—A las águilas les gustaría comeros si pudieran. El cielo es un espacio incierto.

Parece evidente que este tipo de avisos cumplen una función de activar en bloque la atención a los cielos en general, pero no deberían activar la huida del árbol (sobre todo si en ese momento sucedía allí algo interesante). Tampoco parece razonable que el mensaje active una percepción nítida de miedo y menos aún que nos quedemos mirando todo el día al cielo mientras los demás se comen la fruta. Los avisos o advertencias generales tienden a potenciar los esquemas pasivos de supervivencia: "ten cuidado con esto o con lo otro, por si acaso no hagas esto, no salgas, abrígate, protégete, etc.", nos están sugiriendo una relación muy seleccionada y restrictiva con el mundo. La vigilancia realmente lo único que consigue así es aumentar la incertidumbre, por lo que no es propiamente informativa sino todo lo contrario.

"Podría venir algún día un águila" sólo contiene información de cualidad del peligro (águila), pero carece de referencias a "por dónde y cuándo" y aumenta la incertidumbre de los cielos.

El avisador-experto selecciona información creíble sobre daños y advierte a todo el grupo de forma homogénea, sin referirse al momento ni lugar y sin referencias a individuos concretos. Únicamente hace referencia a elementos genéticos o de género para concretar el peligro. Así se hace saber que si tienes familiares jaquecosos o eres una mujer debes vigilar más tu cabeza y a sus numerosos teóricos enemigos. Esta falta de concreción no debería activar por tanto ninguna respuesta inmediata de evitación o huida y mucho menos derivar una percepción física desagradable del tipo que sea.

"Me han dicho que las antenas de móviles pueden producir cáncer" no debería generar dolor, mareo, sed, hambre, cansancio, o cualquier otra percepción. Debería, eso sí, impulsar al individuo hacia la obtención de más información siempre que con ello se consiga reducir la incertidumbre (cosa que no siempre sucede) y a forzar que mientras se mejora la información, desconecten la antena de su bloque de viviendas.

El cerebro no dispone de infraestructura de receptores y circuitos para los sucesos contemplados en la información cualificada. No tienen sentido evolutivo. No es previsible que se seleccionen en el futuro receptores de colesterol con capacidad de inducir percepciones. Ni es previsible que la naturaleza diseñe receptores de radiación electromagnética para advertirnos con una percepción específica que la antena de móviles de un edificio concreto nos está dañando. Tampoco existen receptores para detectar daños sutiles en tiempo real producidos específicamente por el estrés. Recibe muchos datos de receptores internos, pero sólo existen receptores integrados en funciones concretas con pleno sentido evolutivo-adaptativo. La evaluación del cerebro para los avisos de los expertos, no dispone en la mayoría de los casos de la ayuda inestimable de datos de receptores de realidad. No existe regulación con datos reales. Todo es expectativa, conocimiento. Los parámetros de inicio, intensidad, modalidad, localización y persistencia se refieren al contenido informativo y no a sucesos reales. Esta capacidad de evaluación y anticipación apoyada en una extensa información que nos diferencia de otras especies, se concreta en el gran desarrollo de la corteza cerebral, especialmente en el llamado córtex prefrontal. Es una zona encargada de preparar todo el material necesario para orientar cualquier acción de otras zonas cerebrales encargadas de activar órdenes concretas. Podríamos considerarlo como el asesor experto que procura continuamente dossiers sobre las cuestiones pertinentes.

Otra característica importante de la información cualificada es que el individuo no puede valorar su calidad. Se acepta o rechaza por la *credibilidad* que se conceda al emisor. A su vez un emisor cualificado debe fiarse de la recepción de datos por parte de otro más autorizado y así sucesivamente. Tiende a configurarse una especie de centro oficial emisor de informaciones, que generalmente se autodefine como "la comunidad científica internacional" y que cuenta con las mayores opciones de ser admitido como el emisor más fiable de información. Esto introduce un peligro: puede establecerse el rango de credibilidad por puro poder. El córtex prefrontal incluirá en sus dossiers las opiniones de los expertos cuando el cerebro se plantee "decisiones" sobre inquietudes referidas a asuntos internos.

La expectativa creada por la información cualificada es por tanto teóricamente interesante pues aumenta el abanico de elementos vigilados, pero induce una dependencia absoluta de la fiabilidad del emisor y carece habitualmente de precisiones sobre los parámetros exigibles a toda información útil.

Es previsible que nuestro cerebro imponga todo tipo de garantías para que el individuo consciente reciba sólo aquello que tiene credibilidad (según criterio cerebral). La convicción cerebral funcionaría de la misma manera que las energías peligrosas. Con dosis peligrosas de energía térmica, química o mecánica, se activan los sensores de daño y por eso duele. Con suficiente convicción de posibilidad de daño se activa el dispositivo de alerta (sensores, puertas de entrada, bloqueo de sistemas de contención) y por eso duele, ya que el dolor no es más que la implicación del propio individuo consciente en el dispositivo. Este grado de credibilidad se asigna generalmente a la información experta oficializada sin que medien reflexiones racionales, por puro acto de fe cerebral.

9 Expectativas y percepción

El cerebro, como hemos visto, dispone de tres fuentes de información para alertar al individuo y proteger así la integridad del organismo:

—El sistema de sensores de daño detecta los sucesos nocivos e informa al cerebro de su existencia, con todos los parámetros necesarios de inicio, localización, persistencia y finalización, referidos al *daño producido*. La percepción de dolor es necesaria y siempre está justificada.

—La vigilancia en tiempo real detecta un *peligro presente* y produce información puntual sobre inicio, localización, intensidad (probabilidad) y finalización de dicho peligro. No aparece la percepción de dolor sino la de angustia o miedo, con patrón previsible de respuesta de lucha o huida.

—La vigilancia experta alerta sobre *peligros inciertos* de daños sin ningún parámetro de inicio, intensidad, localización, persistencia ni finalización. Puede aparecer cualquier tipo de percepción, en función del contenido concreto de la información, pero sólo sería racional una cierta inquietud sobre posibles perjuicios.

Los dos primeros sistemas son fiables y justifican las respuestas de evitación, pero ya hemos indicado que las expectativas por información experta no deberían generar percepción sino conocimiento, reflexión, búsqueda de más datos para eliminar incertidumbre.

No deberían, pero... ¿Qué sucede realmente?

Lamentablemente activan fácilmente percepciones. Basta con que contengan suficiente convicción, tanto cerebral inconsciente como consciente (Craig, 1996)

Aún a riesgo de resultarle pesado le reitero (no será la última vez) que las percepciones no las construye el individuo sino su cerebro. Incluso si usted decide golpearse voluntariamente con un martillo en su cabeza, la percepción del dolor se la construye el cerebro, que de esa forma le "recrimina" su decisión. Las expectativas sobre sucesos internos que dan lugar a las percepciones, son cerebrales y habitualmente inconscientes. En contra de lo que se oye con frecuencia, la expectativa del paciente de que le va a doler no produce dolor, si no consigue contagiar al propio cerebro.

El individuo construye sus propias expectativas, pero no tienen por qué coincidir con las cerebrales. Es más, en lo que se refiere a expectativas de daño interno, el individuo y su cerebro pueden incluso estar en conflicto. En todos los esquemas de vigilante-vigilado se pueden producir evaluaciones confrontadas.

El consabido argumento de: "¡Bah!, por un día no me va a pasar nada" es válido para el individuo, pero no necesariamente para nuestro cerebro. El niño puede querer hacer algo que sus padres juzgan peligroso y probablemente haya conflicto. El vigilante tiende a desarrollar expectativas muy negativas y el vigilado defiende sus intereses y se incomoda con las reticencias de quien le protege.

En un estudio reciente publicado en la prestigiosa revista *Science* (20 Feb. 2004), Wager y otros analizan la función cerebral de anticipación de estímulos agresivos (corrientes eléctricas o alta temperatura) y la del efecto placebo. El estudio se efectúa con resonancia magnética funcional, permitiendo así definir qué áreas cerebrales se activan en la anticipación de sucesos dolorosos. A un grupo de voluntarios a los que se les aplican descargas eléctricas ligeras o intensas, se les avisa un tiempo variable y no predecible antes, que se va a proceder a su aplicación. Una luz verde anuncia la descarga débil y una luz roja la intensa. Durante la espera se recoge información con resonancia magnética funcional sobre las zonas que se activan. Esta zona de la anticipación o expectativa es el ya citado córtex prefrontal, una zona encargada de actualizar la información disponible sobre objetivos y expectativas respecto a cualquier decisión en espera o en curso. Es un proveedor de dossiers para orientar la respuesta cerebral de cada momento. En el grupo estudiado había variación respecto al grado de activación de esta zona cuando se les anticipaba la llegada de la descarga dolorosa. A los mismos voluntarios se les aplicaba después una crema inerte, de la que les contaban maravillas sobre un supuesto (y falso) efecto analgésico (placebo). Una vez aplicado el ungüento mágico, se volvía a estudiar la actividad cerebral con resonancia mientras se aplicaba nuevamente la descarga. En el grupo que había mostrado una mayor activación de la anticipación respecto al dolor se producía una mayor anulación de actividad en la "matriz cerebral del dolor" (por efecto mágico de la crema). Al aplicar la crema falsamente analgésica, en ese grupo (que había tenido mayor expectativa de dolor) desaparecía la actividad de dicha matriz. La expectativa preparaba para el dolor y también para su resolución. En este caso el córtex prefrontal, utilizando información falsa, evitaba el dolor, y en la jaqueca, utilizando información al menos discutible, lo activaba.

En aquellas situaciones en las que el sistema de evitación de daño está en un estado hipersensible, con los sensores, puerta de entrada y matriz cerebral en máxima alerta, basta imaginar una acción para que se recrudezca el dolor o la hinchazón. En un estudio reciente (G. Moseley, mayo 2004) efectuado en una paciente con el llamado "síndrome de dolor regional complejo" (un padecimiento realmente terrible que cursa con dolor y tumefacción) se le pasaban imágenes de movimientos con una mano en una pantalla. Ella tenía que imaginar ese movimiento sin llegar a efectuarlo. Esta conducta provocaba no sólo dolor sino aumento de la hinchazón. Este hecho no debe interpretarse como si el pensar en que va a doler basta para que duela, sino como una acción preventiva refleja cerebral de abrir el sistema de detección de daños ante la inminencia de un movimiento sobre una zona teóricamente dañada: si el cerebro teme que se va a ampliar el daño genera cambios de sensibilización que producen más dolor e hinchazón.

Siempre que existan expectativas inespecíficas de perjuicio es fácil que una de las percepciones activadas sea la del dolor. Ello es debido a que éste no está acoplado intuitivamente a ninguna disfunción concreta. No sucede así con otras percepciones. La sed informa implícitamente que se está alertando sobre líquidos, el hambre sobre alimentos y el mareo sobre equilibrio. El dolor, sin embargo, sólo alerta de forma inespecífica sobre "perjuicios". Biológicamente su función es informar sobre sucesos agudos en los que existe un riesgo inminente de daño (lesión). Hemos visto que los sensores de daño se activan tanto por estímulos mecánicos como por químicos o térmicos. Son receptores polimodales (responden a varios tipos de estímulo). Por ello el dolor no dispone de esa cualidad de especificidad que tienen otras percepciones. Lo específico es la intensidad de la energía del estímulo (su capacidad de daño). Esta falta de precisión cualitativa hace que resulte más fácil la activación del dolor por expectativas poco precisadas de "perjuicio", si no se exigen precisiones sobre dosis.

Cualquier tipo de suceso puede convertirse en un activador de dolor, simplemente si se le adosa por definición una cierta capacidad de perjuicio. Por ello la lista de sucesos aceptados como causantes de dolor es inacabable: el frío, el calor, el sueño, el exceso de sueño, la tensión arterial, el estrés, el post-estrés (?) —fin de semana, vacaciones—, la menstruación, la pre-menstruación, el alcohol, el tabaco, el café, los cítricos, los cambios de tiempo, el hambre, la luz, los ruidos, los olores, el chocolate, los frutos secos, el acto sexual, la contaminación, el sol, la niebla, el ejercicio, el descanso, innumerables medicamentos...

Ninguno de ellos supone el más mínimo riesgo de producir un daño físico inmediato en el interior de la cabeza, equivalente a una distensión aguda, inflamación, hipertermia o abrasión por moléculas corrosivas.

Biológicamente son hechos irrelevantes desde la perspectiva del temor racional a un daño inmediato. Sin embargo, todos ellos pueden acabar induciendo dolor si se produce *convicción cerebral* de posible daño por la fiabilidad concedida al emisor de información experto. El mensaje de que todos ellos producen dolor de cabeza en realidad se interpreta por el cerebro como:

Todos los factores o sucesos citados pueden llegar a generar algún tipo de perjuicio físico en el interior de la cabeza.

La afirmación "el estrés produce dolor de cabeza", se traduce en jerga cerebral a "el estrés puede acabar dañando la cabeza". El córtex prefrontal alertaría a las zonas cerebrales implicadas en las respuestas de evitación de daño, preparando al individuo (dolor) y a los sensores (hipersensibilización con la consiguiente generación de falsas señales de daño). La aparición del dolor sería evaluada como la confirmación de que el estrés está produciendo el daño anticipado por la misma razón que el mismo córtex evaluaría que la crema era eficaz contra el dolor por corrientes eléctricas en el estudio de Wager.

Nuestro cerebro no ha desarrollado biológicamente ninguna catalogación del estrés como agente dañino, carece de receptores para detectarlo y mucho menos para situarlo en el espaciotiempo y medirlo. El cerebro no teme al estrés, al dolor ni al miedo, sino a aquellas situaciones que pueden dañar al organismo. Cuando considera un posible perjuicio, activa el estrés, el miedo y el dolor para optimizar las opciones de supervivencia. Si teme al estrés, al miedo o al dolor es porque le han enseñado a considerarlos como componentes nocivos por sí mismos. No tiene sentido el temor cerebral a la sed o al hambre. Tampoco debe deducirse que estas sensaciones son peligrosas por sí mismas. Lo peligroso es la desnutrición o la deshidratación. Al no disponer de sensores específicos sobre efectos nocivos del estrés, del miedo o del dolor, no puede desarrollar experiencia real sobre esos supuestos efectos ya que no puede detectarlos (suponiendo que realmente existan). Intuitivamente muchos pacientes con jaqueca deducen que un dolor terrible necesariamente debe resultar nocivo para la integridad física. En ocasiones incluso se interpreta que pueden llegar a producirse efectos secundarios. La frase "parece que me va a estallar la cabeza" es algo más que una expresión. Contiene cierto grado de temor a que de hecho se produzca alguna consecuencia por una intensidad tan extrema. La deducción no es correcta. El volumen del sonido de las sirenas de los bomberos no produce fuego.

Tampoco tiene sentido un sistema de evitación de percepciones negativas fuera de contextos determinados. La naturaleza no ha diseñado especies blindadas frente a percepciones negativas sino todo lo contrario: ha conseguido una variada gama de castigos perceptivos para optimizar la protección del organismo. Sólo en escenarios de lucha nuestro cerebro retira el miedo y el dolor para optimizar la defensa.

Si el estrés o cualquier otra condición de las incluidas en la lista de desencadenantes de dolor de cabeza termina activándolo, no es porque se hayan ocasionado modificaciones mecánicas, térmicas o químicas que activen los sensores de daño. Surge la percepción dolorosa directamente desde el cerebro, desde sus archivos, porque la presencia del estrés o cualquier otra condición está penalizada informativamente y se activa la inquietud cerebral sobre posibles daños.

La información cualificada por tanto genera una expectativa excesiva de posibles daños, introduciendo una serie de afirmaciones sobre sucesos negativos internos, derivados de los ingredientes de nuestro estilo de vida y de nuestros genes u hormonas (sólo las femeninas, al parecer). La jaqueca sería, según el modelo que proponemos, la consecuencia de un estado de excesiva expectativa de daño interno en la cabeza por parte del cerebro. Esta expectativa de daño estaría a su vez apoyada en la afirmación de una condición de vulnerabilidad excesiva que explicaría la aparición del dolor ante toda una serie de estímulos objetivamente inofensivos. Una vez activado el dispositivo inflamatorio fallaría su contención por ausencia de realidad de daño. Los estudios sobre comportamiento de la sensibilización de sensores de daño en la jaqueca muestran cómo se produce la extensión de la zona sensible desde el lugar donde se inicia el dolor hasta el resto de la cabeza e incluso al resto del organismo (Burstein R., 2000). La expectativa de daño produce por tanto una notificación mucho más ruidosa que la aplicada a un suceso concreto.

Rodolfo Llinás cita en su libro *El cerebro y el mito del Yo*, a un tunicado (Ascidiaceae) que, en su fase adulta, vive adherido a una roca y solamente tiene que tomar la decisión de abrir la boca o mantenerla cerrada (estrategia de simplicidad y aislamiento). Para ese viaje no se necesitan alforjas y, efectivamente, no dispone de cerebro. Las larvas, sin embargo, deben buscarse un lugar protegido para desarrollar su esquemática vida. Esta búsqueda del lugar adecuado exige capacidad de distinguir los buenos lugares de los inadecuados y de moverse para su definitiva instalación. Para ello dispone al nacer de un rudimentario sistema nervioso que le orienta. Una vez cumplido el objetivo, el animal se come su propio "cerebro", pues ya no lo necesita. Esta sería la verdadera "comida de coco".

La teoría oficial nos recomienda una existencia en un entorno restringido porque nos define como especie vulnerable y delicada, que debe cuidarse en un nicho protegido, con una conducta rígida. Este esquema cultural no se corresponde con la realidad biológica de nuestra especie, diseñada para residir como especie móvil en múltiples escenarios. Lógicamente, esta capacidad biológica de movilidad por entornos variables exige una gran capacidad informativa, que nuestros genes contienen (en lo que a soporte estructural se refiere). El gran desarrollo del cerebro humano así lo atestigua. Los carnívoros tienen más corteza que los herbívoros por este motivo (necesitan moverse más para encontrar comida), y las plantas carecen de sistema nervioso pues son prácticamente inmóviles (evitan los peligros con corazas, espinas y venenos).

El análisis de la información oficial sobre jaqueca (que está englobada en una red más extensa sobre dolor, cabezas, genes, estrés y muchos otros componentes) implica una condición de fragilidad constitucional y peligrosidad del entorno. La existencia de unos genes anómalos, unas hormonas anómalas, un estilo de vida anómalo, una meteorología anómala, una digestión anómala, una alimentación inadecuada y un largo etcétera de condiciones potencialmente nocivas para el individuo, implica asignar a los individuos un carácter de vulnerabilidad esencial, constitucional, como si fuéramos criaturas de cristal empeñadas en pasarnos el día dando brincos frenéticamente. No es cierto que seamos de cristal y tampoco es cierto que nuestro estilo de vida ponga en riesgo la integridad física de nuestra cabeza con cada mínimo desvarío. La cabeza es un recinto especialmente protegido y nuestros hábitos no suelen incluir generalmente extrañas costumbres de golpeo contra objetos contundentes, ni somos proclives a meter la cabeza al horno para entrar en calor o a cortarnos el pelo con una loción de ácido clorhídrico. Todos los informes sobre perjuicios del estrés, las hormonas, el hambre y otros, contribuyen a erosionar la idea de vigor y robustez de nuestra cabeza, para convertirla en una zona teóricamente frágil y agredida cotidianamente. Debemos resistirnos a esta imagen y recuperar la convicción de seguridad que la cabeza se merece. Debemos conseguir desplazar esa condición de vulnerabilidad, del ámbito físico al instructivo. Lo primero que debemos acometer, con toda urgencia, es una labor de precisión de las palabras implicadas en la transmisión de información experta.

10 Dolor y daño

Quizás a estas alturas de la lectura del libro se haya dado cuenta de que daño y dolor no significan lo mismo. Le he subrayado en el capítulo anterior que la afirmación de que la cabeza duele con frecuencia no implica que la cabeza se daña con frecuencia. Es fundamental que aprenda a diferenciar nítidamente el término dolor del de daño.

No se lo deseo, pero imagine que le duele una muela y decide acudir a su dentista:

—Me duele mucho esta muela, doctor

—¡Hum! Está bastante dañada. Voy a aumentarle el daño. No le dolerá.

—No se preocupe. Dáñeme todo lo que haga falta. Ya no aguanto el dolor.

Su dentista se aplica a conciencia con sus tenazas y por fin se hace con su muela y se la muestra.

—Realmente estaba muy dañada. Con lo que acabo de dañarle espero que se le vaya el dolor. ¿Le ha dolido?

—En absoluto. Me ha dañado, pero no he sentido dolor.

Esta conversación aparentemente absurda, relata simplemente que su dentista le ha sacado una muela y, gracias a la anestesia, no le ha dolido. Para extraer la muela ha tenido que desgarrar una porción de la encía y a eso se refiere al decir que le ha dañado.

El daño es la modificación con perjuicio de algo. Se puede dañar una encía, un jarrón o una imagen. Es una variación negativa aplicable a cualquier entidad.

El dolor es una percepción desagradable asociada a una realidad o expectativa negativa, pero que cumple una función de aviso y conceptualmente es deseable. Es bueno que le duela el pie si usted tiene un clavo en el zapato.

Si no le hubieran anestesiado, su encía se resistiría a ser dañada por su consustancial egoísmo (de la encía). Cada zona se defiende a sí misma. Usted, también de forma egoísta, ha preferido eliminar el dolor que protegía a la encía para expulsar del organismo a su muela dañada. Para conseguirlo ha hecho algo muy feo: anestesiar la zona para actuar con total impunidad. Ha admitido la ampliación del daño de la encía para librarse del dolor, como un ladrón que anestesia al vigilante y rompe la caja de seguridad donde se esconde un diamante que finalmente usted se lleva. Es usted un egoísta.

¿Qué importancia tiene llamarle daño o dolor a nuestro padecimiento? En mi opinión mucha. La información cualificada llega envasada en palabras, sin el apoyo de datos de sensores. Los avisos informativos alertan sobre posibles y confusos sucesos. Nuestro cerebro no podrá comprobar en tiempo real y con la precisión debida los supuestos efectos perjudiciales. Sólo dispone de palabras, cuyo contenido es incierto o ambivalente y esto en información es peligroso.

La ambivalencia del lenguaje para el mundo externo no tiene consecuencias porque nuestro cerebro acopla a cada frase elementos de experiencia con comprobación de daños en tiempo y lugar concretos, que le permiten construir mensajes perceptivos correctamente. La realidad es analizada a través de múltiples canales sensoriales. Aunque la información de cada uno de ellos es ambigua e imperfecta la amplia masa de procesadores simultáneos consigue una versión adecuada de los hechos externos.

La afirmación de que "puede hacerse daño si se golpea con su cabeza contra una pared o la mete al horno para ver si ya está listo el pollo" además de absurda por innecesaria, contiene el mismo significado si intercambiamos el término daño por dolor:

"Puede dolerle la cabeza si la mete al horno o la golpea contra la pared" es una afirmación igualmente válida. Las advertencias son innecesarias por su obviedad y el lenguaje permite la ambivalencia. Es evidente que tanto los golpeteos contra un muro o sus observaciones en el horno le van a producir simultáneamente dolor y daño.

No sucede lo mismo respecto a advertencias sobre interior.

La afirmación de que "el estrés produce dolor de cabeza" no es igualmente válida que "el estrés daña la cabeza". Desde el momento en que una situación estresante se sigue de jaqueca parece que puede deducirse que se ha producido un daño, aunque sea sutil, en el interior de la cabeza. Pudiera ser, pero la deducción no tiene por qué ser válida.

La información cualificada debería precisar el distinto significado de los términos dolor y daño al referirse a perjuicios internos.

Otro aspecto de la información experta es la utilización de mensajes con escasa o nula matización.

En el universo interior no hay forma de proteger la calidad informativa. Recibimos las advertencias de una forma global e impersonal sin ninguna precisión sobre momento, lugar e intensidad de los sucesos.

La información cualificada produce sentencias de contenido nítido y aparentemente correcto:

"El estrés produce dolor de cabeza".
"Tómese un analgésico"
"Métase en una habitación oscura"

La interpretación del usuario va dirigida al dolor como único referente. Sin embargo, el cerebro valora sólo daños y estas tres sentencias en realidad quieren decir para él:

"El estrés es una condición potencialmente nociva para la cabeza."
"Protéjase la cabeza con un analgésico cuando le duela"
"La luz daña la cabeza"

El cerebro valora la integridad, la ausencia de daño y usted valora el bienestar, la ausencia de dolor. Su misión es la de evitarle daños y la activación del dolor es la consecuencia de su inquietud por la posibilidad de que la cabeza se altere por la presencia del estrés. Si la activación del dolor fuera racional usted estaría más advertido cuanto mayor fuera su intensidad, como los primates que reciben avisos más intensos si la serpiente es muy venenosa, pero en este caso la intensidad del dolor sólo expresa el grado de preocupación cerebral por un posible daño. Es fundamental diferenciar sin ninguna posibilidad de error la entrada informativa utilizando las palabras adecuadas:

El estrés genera dolor de cabeza (por expectativa cerebral de daño) pero no implica amenaza de daño inminente por sucesos mecánicos, térmicos o químico-irritantes por lo que hay una decisión cerebral innecesaria apoyada en una información inaceptable por su ambigüedad.

Puede que tras tomar un analgésico disminuya el dolor de cabeza, pero aumenta la probabilidad de daño (si en ese momento existiera algún elemento nocivo real). El efecto analgésico indica que el cerebro ha considerado una acción benéfica del fármaco sobre la cabeza (No es cierto). El colocar un casco al niño cuando el padre le da unos cachetes no aumenta la protección frente al daño potencial por la conducta del niño, sino que lo aumenta. El casco sólo reduce el dolor y por tanto tiende a eliminar la función preventiva del castigo.

Meterse en una habitación a oscuras puede que alivie el dolor, pero aumenta la probabilidad de daño en la cabeza (puede golpeársela con cualquier objeto contundente porque no lo ve). No tiene sentido que su cerebro le obligue a estar en la oscuridad cuando ha activado todos los sentidos para vigilar opciones de daño.

El lenguaje es un poderoso medio de transmitir información, pero debe exigírsele toda la precisión posible cuando no podemos acoplar las palabras a la observación de la realidad con nuestros sentidos. La ambigüedad de las palabras para referirnos al universo externo detectable es irrelevante, pero crea problemas al aplicarse al universo interno inaccesible a los sentidos. Ello obliga a matizar estrictamente los contenidos de los sucesos del interior.

11 Evaluación

Como hemos visto en los capítulos anteriores hay una sofisticada y eficiente tecnología de sensores y procesadores que recogen datos en tiempo real de todo aquello que acontece dentro y fuera del organismo y que pudiera tener alguna relevancia. Esta información se integra con la que proviene de los expertos, referida a posibles sucesos, sin datos que permitan anticipar qué, cuándo, dónde y con qué intensidad va a producirse un efecto perjudicial. Con todo ello el cerebro realiza una evaluación continuada de la que se derivan modulaciones de las respuestas tanto motoras como perceptivas. En ocasiones estas respuestas están determinadas por los sucesos y en otras por las expectativas.

En el primer capítulo nos hacíamos la pregunta de "¿qué pasa ahí dentro?" poniéndola en boca del individuo consciente y la hemos contestado precisando que una jaqueca es un estado inflamatorio no justificado. En esta ocasión dejamos de lado la inquietud consciente del paciente y nos interesamos por el desasosiego de la red neuronal de procesamiento de la información:

—Te veo preocupado, cerebro. ¿Qué sucede?

—No lo sabría explicar. Me sucede todos los viernes. Ya sabes que soy muy delicado y que no me conviene que el individuo se estrese. Me lo han advertido los médicos. Pues bien, el usuario trabaja como un obseso. Puede que 10 o 12 horas todos los días. No es sólo las horas que trabaja. Hay veces que incluso parece que disfruta. No le basta con lo que tiene. Continuamente está pensando en nuevas ideas y proyectos. Cuando llega a casa, hay veces que sigue trabajando. No le quiero comentar nada entre semana, porque los de la comunidad necesitamos que trabaje, ya sabes, para que no nos falte de nada. Cuando llega el viernes se relaja un poco, pero tiene la maldita costumbre de irse por ahí de cena. Al final acaba obligándome a beber alcohol. También me lo tienen prohibido los médicos. No me sienta nada bien. No puedo organizar bien mi trabajo de procesamiento. Ya sabes lo complejos que son mis circuitos. El alcohol me genera un ruido de fondo que no me permite identificar correctamente todas las mini señales que me llegan.

—No entiendo por qué te preocupas tanto por su afición al trabajo. Es como si un pez temiera ahogarse en el agua. Tú estás diseñado para ese tipo de actividades. La actividad mental consume mucho oxígeno y glucosa, pero las neuronas no se achicharran cuando pensamos. Es más, ahora nos dicen que tenemos que hacer gimnasia mental para no tener Alzheimer cuando seamos ancianos. En el club de jubilados les han cambiado las partidas de mus y los cotilleos, por "actividades mentales". Los abuelos hoy en día van al gimnasio y a "memoria". Hacen crucigramas y competiciones de encontrar muchas palabras que empiecen por una sílaba. Algo así como el "Un, dos, tres" de la tele.

Piensa un poco: los pulmones son para respirar, las piernas para caminar. El corazón no descansa y no conozco a nadie que tenga dolor por el esfuerzo de latir. Cualquier trabajo tuyo, como por ejemplo organizar el equilibrio, seguramente te supone un esfuerzo neuronal tan importante como el de trabajar y no creo que eso suponga un riesgo para tus circuitos. Los músicos se pasan horas tocando y cuando dejan de tocar se llevan las melodías a su casa y siguen tarareando sin parar. Incluso sueñan con nuevas músicas que les hacen despertarse emocionados con lo que han oído en sueños. No por eso les duele la cabeza. Cavilar con cuestiones con las que nos llevamos bien no sólo no te supone un peligro, sino que es una bendición. Tus neuronas además descansan continuamente porque la naturaleza ha puesto un límite a su actividad: sólo pueden generar 2oo cálculos por segundo. *Descansan* 5 milisegundos por cada señal procesada. Es lo que los neurofisiólogos llaman el *período refractario absoluto*. Los ordenadores, en cambio, pueden hacer varios cientos de millones de cálculos por segundo (tu poder reside en otro lado: en lo que se conoce como *procesamiento distribuido en paralelo*: 100.000 millones de neuronas trabajan simultáneamente en cada cálculo).

—No acaba de convencerme eso que dices. Además, me remito a los hechos. Yo lo que sé es que semana tras semana el usuario se despierta quejándose de que le duele la cabeza. Eso indica que se excede, por más que quieras convencerme de mi capacidad de cálculo y de los descansos de mis neuronas. Quizás sí me sorprende que no se queja los días de labor, que es cuando trabaja, sino los fines de semana. Claro que a los músculos les pasa lo mismo con las agujetas... pero suele ser justo al día siguiente y con el entrenamiento desaparecen. He oído decir, de todas maneras, que el estrés se acumula y se desborda cuando llega a un límite.

—Eso del estrés acumulado no lo veo razonable. Si uno se expone a una temperatura de 30 grados, no se produce una quemadura por persistir en la exposición. Lo que produce la lesión es sobrepasar una determinada temperatura en un momento y no el estar demasiado tiempo a una asequible a nuestros sistemas de refrigeración. Insisto en que tus neuronas llevan incorporado un sistema de fatiga y descansan en cada esfuerzo 4 milisegundos. La naturaleza además ni siquiera ha previsto un sistema de sensores de daño en tu interior. Si te golpeamos, estiramos o quemamos, el usuario no siente dolor. Si no dispones en tu interior de sensores de daño es que no suceden con frecuencia. La estrategia de protección se concentra en el perímetro, en las vallas. Los sensores se disponen en las meninges y grandes vasos para detectar y reaccionar rápidamente ante cualquier enemigo con capacidad de destruir de forma inmediata. Los gérmenes no lo tienen fácil para acceder al interior y descargar sus armas biológicas de destrucción masiva. Tampoco es fácil que los agentes mecánicos te afecten. La temperatura no llega a superar los 42 grados porque un eficiente sistema de refrigeración se pone en marcha para que eso no suceda.

—No me preocupan las energías peligrosas. Ya me encargo de evitarlas. Los que me inquietan son esos enemigos odiosos que no puedo detectar. Están por todas partes, pero son incoloros, inodoros, inmateriales e insípidos. No dan la cara. ¿Cómo puedo saber por ejemplo si un cambio de tiempo es de los peligrosos o de los normales? Yo no puedo regular el clima para que cambie poco a poco. Con las mujeres aún es peor. No hay quien se aclare: no entiendo sus hormonas.

—Bueno, en realidad no es que el cambio de tiempo sea inconveniente a veces o que las hormonas varíen de forma anómala. Dicen que eres tú el que responde de forma exagerada a esos cambios. No es que el usuario trabaje demasiado. Eres tú el que no soporta que trabaje demasiado. Dicen que eres muy sensible.

—Eso había oído decir de mí, pero tú siempre dices lo contrario. Siempre me intentas convencer de que soy muy robusto.

—En realidad eres robusto y frágil a la vez. Eres muy robusto contra las energías peligrosas porque tienes un eficaz sistema que las evita. También eres robusto respecto a garantizar tus funciones. Aunque tengas muchas bajas, continuamente, entre tus neuronas, siempre dispones de otras que garantizan el cumplimiento de los objetivos. Tu fragilidad te viene por otro lado. No puedes defenderte de las informaciones. Deberías saber que los cerebros humanos no podéis evitar creer gran parte de lo que os cuentan y no podéis comprobar. Sois fácil presa de los mitos (*mythos*: palabra). Son relatos inevitables que intentan dar un sentido a todo aquello que nos afecta como seres humanos y para lo que no disponemos de explicaciones razonadas (*logos*). La veracidad no es una característica obligatoria. Digamos que pueden ser útiles (y también peligrosos) aunque no contengan certezas. Ya de por sí, sois asustadizos, pero con todos esos mitos sobre estreses, chocolates, meteorologías y hormonas os volvéis todavía mucho más. Si tu grado de inquietud alcanza un determinado nivel, tus sensores meníngeos y los de las grandes arterias y venas se colocan automáticamente en posición de alerta y eso basta para que al usuario le duela la cabeza. Tu angustia se expresa hacia el usuario y hacia los sensores. Eso es inevitable. La secuencia completa sería:

    1.—Tu córtex prefrontal está inquieto porque el usuario trabaja mucho.
    2.—Tú captas esa inquietud y te inquietas.
    3.—Tu inquietud se contagia hacia el usuario (que capta tu preocupación) y hacia los sensores que se inquietan y se sensibilizan.
    4.—Aparecen señales de falso daño y se inicia el círculo kafkiano...: tu "centro intérprete" (Michael Gazzaniga) o "centro mixtificador" (F.J. Rubia) evalúa todo el suceso según las normas de interpretación recibidas (estreses, genes, moléculas) y da por sentado que la inquietud del córtex estaba justificada. Se produce una *retroalimentación positiva*, que es lo peor que le puede suceder a un sistema automático como tú.

—¿Pretendes decirme que el dolor de cabeza se produce porque en el cerebro estamos inquietos por lo que dicen del estrés? Algo he oído decir también de eso: que el dolor puede ser psicológico. Eso es lo que creo yo también: las tensiones psicológicas producen dolor de cabeza. En el fondo me estás dando la razón.

—¡Un momento! No confundas *tu* tensión psicológica con la del usuario. Lo que *a él* acaba produciéndole dolor es *tu inquietud* por la posibilidad de que *su estrés* te estropee *tus* circuitos.

Las emociones siempre se expresan hacia los otros. Tus otros son el usuario y los sensores.

—¡Yo no tengo problemas psicológicos! Soy el cerebro, recuerda. ¡No me confundas!

—Vamos a ver. Aquí hay un error de consideración. Los cerebros de las mujeres tampoco tienen problemas hormonales, pero están inquietos cuando viene la menstruación, porque les han enseñado a estar alertas esos días y vigilar atentamente la cabeza. El motivo de la inquietud reside en las informaciones (mitos) que reciben sobre efectos perjudiciales poco claros de las variaciones hormonales sobre la cabeza.

—Creo que empiezo a entenderlo. ¿Mis temores, mitos o expectativas pueden hacer que al usuario acabe doliéndole la cabeza?

—Exactamente. Es más: la inquietud sí es acumulable. El bombardeo de información en un sentido determinado puede acabar generando un grado de inquietud por encima de un límite y generar estados de alerta excesivos. De ahí al dolor de cabeza hay un paso. Deberías probar a relajarte tú. Te preocupas demasiado. En el fondo no confías en ti mismo. Estás convencido de que tus circuitos son delicados y que no resisten una mínima tensión psicológica o laboral. ¿Por qué no pruebas esta noche a relajarte? Pon por la noche los sensores en su posición normal y dale una oportunidad. Puede que en todo esto te estés equivocando. Los sistemas automáticos corréis el riesgo de incluir un error en los pasos a seguir y eso puede acarrear consecuencias serias.

—Si todo esto fuera cierto, no me lo perdonaría nunca. Todos estos años causándole dolor de forma absurda. Además, en los fines de semana. ¡Pobre usuario!

—Te estás extralimitando. Tú no tienes sentimientos. Debes mostrarte insensible. Limítate a cambiar unas cuantas órdenes y el usuario estará encantado. No hay mayor felicidad que el cese del dolor. Es fundamental que modifiques, en primer lugar, unas cuantas cuestiones referidas a ti mismo. Debes acabar con el sambenito de tu textura delicada, frágil y vulnerable. La naturaleza te protege a conciencia, evitando que te quemes, distiendas o golpees y librándote de que te perturben químicas peligrosas. Por eso los sensores son superfluos. El hecho de que el usuario no note dolor si te golpean, queman, estiran o cortan ha permitido afirmar a los científicos hasta hace poco tiempo que tú no intervienes en la construcción del dolor.

—No puedo creer lo que estoy oyendo. ¿Dónde piensan entonces que se construye el dolor? Yo cocino los platos, no me los como.

—Los usuarios e incluso muchos médicos no pueden evitar dejarse llevar por las apariencias. Si se machacan un pie notan dolor intenso e interpretan que el dolor se fabrica en el mismo pie. En muchos libros de neurología dicen lo mismo. Las terminaciones de las neuronas periféricas vigilantes, según ellos, detectan el dolor "allá donde se produce" (dicen que tienen sensores de dolor) y te lo conducen hasta ti para que sepas que se ha producido dolor en el pie. Los neurocirujanos han intentado, sin éxito, interrumpir el dolor en casos rebeldes cortando los cables que te lo transmiten desde la zona dolorosa. Han dado cortes en distintos sitios, convencidos de que así no llegaría el dolor a la conciencia.

—¡No salgo de mi asombro! ¿Quieres decir que todo mi trabajo en la construcción de sensaciones para el usuario no es reconocido?

—Me duele tener que decírtelo, pero es así; debes ser comprensivo ya que consigues engañarles. Pasa lo mismo con tu inmunidad. Dicen que no eres capaz de reaccionar, que te inflamas poco porque no tienes con qué hacerlo. Por no tener no tienes ni sitio. Estás lleno de cables y neuronas. Tú y yo sabemos que eso no es cierto. La verdad es que te inflamas tan contenidamente que nadie se entera. Tus astrocitos (a los que empieza a dárseles la importancia que se merecen) se encargan de prohibir los ímpetus inflamatorios de otros tejidos. Mantienen a los mediadores químicos y celulares de la inflamación a raya para evitar en lo posible el desastre de una batalla en el interior de tu sagrado y reducido recinto (Pierre Yves Dietrich, 2003). Ya te he comentado el libro de F.J.Rubia, *El cerebro nos engaña*. Deberías leerlo.

—¿Cómo pueden pensar que yo me dedico a engañar? Yo no engaño: informo, simplifico, integro, creo, sugiero, decido, interpreto, imagino, anticipo y otros muchos verbos más. Para ello, intento conseguir el máximo conocimiento sobre posibles perjuicios en la cabeza. Estoy muy atento a lo que se dice por ahí. Hay mucha información en el ambiente y me interesa leer todo lo que pillo pues el asunto lo merece. Cada vez que algo me preocupa, consulto todos mis archivos y memorias y reflexiono sobre las posibilidades que hay de que se produzca algún perjuicio. La evolución me ha dotado de una competente oficina que se encarga de mi asesoría: es el córtex prefrontal. Estoy encantado con él. Sabe de todo: no hay tema que se le resista. Hay muchas veces que lo noto inquieto. No me dice nada, pero se lo noto. Supongo que será la mala vida del usuario. Lo sé porque me llegan señales de daño y el usuario me comenta que en ese momento le duele. No acabo de entender lo del engaño.

—Bueno, en realidad el título del libro es incorrecto e injusto, pero tiene gancho. Si lo lees, verás que habla bien de ti. Tú no engañas: te limitas a presentar la realidad de la forma más útil posible, según tus propias apreciaciones. Tu misión es evitar peligros. Cuando los olfateas, porque lo hueles de verdad o porque sabes que pueden andar por allí, te inquietas y se producen involuntariamente unos cambios externos que tanto el usuario como los sensores, captan. Las señales de daño no son tales señales de daño. Son estímulos normales que activan un sensor inquieto (sensible). El usuario también se inquieta y nota dolor. Tú captas el dolor (inquietud) del usuario y lo interpretas erróneamente como prueba de que algo está sucediendo y se vuelve a dar una vuelta de tuerca a la jaqueca. Como en todas las emociones, se produce una modificación de la conducta. En la jaqueca la modificación más frecuente es la inmovilidad: ¡al cuarto oscuro! En todos estos pasos de transmisión de la emoción no se pierde realismo. Eso es así porque estáis viviendo la situación de posible daño como un daño real. El dolor es tan intenso como el producido por un traumatismo o una quemadura. No te extrañes si los confundes. Piensan que lo que les presentas es como una foto de una realidad de daño. Tendría la validez de un documento.

—¿Me consideran sólo un buen fotógrafo? ¡Es el colmo! Me alegro de no tener sentimientos pues estos comentarios tuyos me deprimirían. Me has definido como un simple fotógrafo, un correveidile del dolor, un neurótico, hipocondríaco, obsesivo, ignorante e incauto. Dime, ¿qué puedo hacer?

—Debes aprender a interpretar todos los sucesos de una forma adecuada. Tus expedientes sobre el dolor de cabeza contienen muchos errores, no por culpa tuya sino por la forma como te han enseñado a realizarlos. Hay cuestiones que no puedes detectar y tu inquietud se alimenta exclusivamente de las informaciones sobre posibles sucesos:

"Me han dicho que no te conviene el estrés"; *"la cabeza es más vulnerable los días de la menstruación"*; *"los cambios de tiempo afectan al organismo"*.

Una vez inquieto, como las emociones son contagiosas, se inquietan los sensores y el usuario. No te han advertido de que las señales de los sensores debes interpretarlas en función de la situación de sensibilidad en la que se encuentren. El tamaño de una mosca no aumenta si la ves con una lupa. Cada vez que te llegue cualquier señal comprueba primero si está puesta la lupa. Esa lupa se activa automáticamente cuando algo se lesiona, pero también lo hace cuando tú simplemente temes que pueda hacerlo. Es lógico. Tu misión es evitar el daño y si crees que se dan las condiciones en las que se puede producir, los sensores se vuelven sensibles y se alteran con cualquier pequeño estímulo. Sucede lo mismo cuando realmente se ha producido una lesión. La zona afectada genera señales de daño ante un mínimo roce. El comportamiento de los sensores es el mismo cuando se produce un daño que cuando temes que pueda producirse. Debes tener cuidado por tanto de interpretar correctamente cada situación. No es lo mismo un robo que un posible robo. No debes confundir al usuario indicándole de la misma forma que le están robando o que le pueden robar cualquier día. Deberías exigir a la información la misma precisión que te exiges a ti mismo. Tú analizas la realidad en milisegundos y ajustas las respuestas para adaptarlas con toda precisión, generalmente con una pequeña anticipación. La información experta no te va a permitir nunca anticipar ningún acontecimiento interno con una mínima concreción. El interior no es el exterior. Desengáñate. Tu obsesión por conocer el inicio, localización, intensidad y persistencia de los sucesos te hace cometer errores considerables, pues consideras como referencias de suceso real al dolor y a las (falsas) señales de daño.

En todos estos años me he estado guiando por la referencia del dolor. Me habían enseñado a fiarme de él. "Si duele es que algo está pasando, me decían". A ver si mi interpretación de lo que dices es correcta:

1.—Mi córtex prefrontal me sugiere que esté atento y que vigile la cabeza pues el usuario se ha estresado mucho durante la semana, ya que le encanta trabajar.
2.—Yo me inquieto y mis temores colocan a los sensores en posición sensible.
3.—Esto hace que me lleguen señales de daño de una zona donde no tiene por qué estar pasando nada.
4.—La llegada de falsas señales de daño hace que el usuario perciba dolor y finalmente, *El Error*.
5.—Interpreto que la existencia de dolor confirma mis temores: se está produciendo un suceso "inconveniente" en la zona donde duele y de la que parten señales.

6.—Doy por buena la sugerencia del córtex prefrontal de alertarme. Su valoración de peligro queda reforzada. Queda todo dispuesto para la siguiente jaqueca.

—Lo único que ha sucedido (ahora lo veo claro) es que mis temores habían alcanzado un determinado nivel de credibilidad y eso ha bastado para desencadenar todo el proceso. No lo hubiera descubierto nunca por mí mismo.

—Estoy deseando que llegue mañana por la mañana. El usuario va a tener una sorpresa agradable. Será el primer sábado que no le duela la cabeza en mucho tiempo.

Todo esto no es un relato de ciencia-ficción. Es tan real (aparentemente) como la vida misma. Basta corregir el esquema interpretativo cerebral para que se desactive el embrollo jaquecoso. Veamos cómo funcionaría una evaluación cerebral de un episodio jaquecoso aplicando el modelo clásico:

Si se inicia un dolor en el lado izquierdo de la cabeza hacia las diez de la mañana, el cerebro hará una evaluación de que a esa hora en ese lugar está produciéndose un daño, probablemente sutil. Si el día anterior ha estado de cena y se ha tomado un cuba-libre, deducirá que el daño está inducido por el desliz etílico. Si el dolor se prolonga durante todo el día, el perjuicio, aunque sutil, habrá sido persistente. Si se toma una aspirina y el dolor cede, la aspirina ha neutralizado la acción nociva del cuba-libre sobre el lado izquierdo, una vez que ha llegado a la zona dañada. Si el dolor es especialmente intenso el cerebro deducirá que, dado que tampoco es para tanto el tomarse un solo cuba-libre, el lado izquierdo de su cabeza contiene algún tipo de sensibilidad sutil que produce esos terribles efectos. Si a su hermano le sucede lo mismo, deducirá que debe haber una carga genética responsable (siempre que haya oído hablar de genes, claro).

Todas estas reflexiones se producen tanto a nivel cerebral como en la atormentada cabeza del individuo. Tanto el individuo como su cerebro están instruidos con los mismos materiales didácticos y están condenados a opinar de la misma manera. Existe una sintonía o resonancia entre los dos. No existe conflicto en la evaluación sobre daños una vez se desata la percepción. Inconscientemente, el jaquecoso colabora con su cerebro y se genera cada vez más dolor. Su cerebro hace girar levemente una rueda y el paciente le da un empujoncito en la misma dirección. Todos los fines de semana se reproduce la misma secuencia con los mismos errores. El dolor no señala el suceso físico de ese momento sino la forma en la que el cerebro organiza una determinada expectativa.

El relato-ficción en forma de diálogo entre cerebro e instructor acabó bien y tiene varios nombres y apellidos concretos. Un buen sábado hubo pacientes que por fin se libraron de la tortura de un cerebro temeroso y equivocado.

12 Instrucción oficial

> La migraña es una compleja enfermedad genética en la que no se pueden definir satisfactoriamente los patrones de herencia... la esperanza a largo plazo reside en que podamos adscribir las condiciones de cada paciente a un gen o grupo de genes y prescribir la correspondiente medicación. De esta manera habrá emergido un tratamiento racional para ella.
> Christian Waeber; Michael Moskowitz

Nuestro cerebro occidental ha recogido una determinada instrucción experta sobre dolor de cabeza que, de forma inconsciente, influye en la toma de sus decisiones a la hora de preservar nuestras cabezas.

Esto es lo que dicen sobre la jaqueca los textos de neurología:

La jaqueca es una enfermedad del cerebro. No se conoce exactamente la causa, pero la elevada incidencia de casos familiares permite afirmar con toda certeza, que estamos ante una patología derivada de una variante genética. Esta variante induce algún tipo de anomalía bioquímica en los centros que regulan el encendido de los sistemas de modulación del dolor.

El brazo ejecutor de las órdenes anómalas generadas desde estos centros es el llamado "eje trigémino-vascular", una enmarañada red de terminaciones nerviosas del nervio trigémino que rodea a los grandes vasos cerebrales. A través del trigémino (es un nervio cuya función principal es recoger todos los estímulos sensitivos de la cara) se induce la secreción de moléculas implicadas en la hipersensibilidad de los receptores de dolor (*sic*), generando señales dolorosas que son transportadas hasta el cerebro. Una vez allí, el dolor se hace consciente. A su vez se producen cambios inflamatorios en las meninges, también obedeciendo órdenes recibidas a través del trigémino. Estos cambios inflamatorios se describen como "meningitis estéril" o "inflamación neurógena" (activada por una orden del sistema nervioso). Está demostrado que los "receptores de dolor" (fíjese bien en este detalle: habitualmente se les denomina así en muchos textos de neurología) se encuentran en posición de máxima sensibilidad. Existen pruebas concluyentes del papel de la serotonina y la noradrenalina en la modulación del dolor, aunque no se conoce bien cuál es su función concreta. Dado que la modulación del dolor es anómala, probablemente hay alguna alteración bioquímica relacionada con estos dos neurotransmisores. Esta alteración no está bien precisada, pero los avances conseguidos con la utilización de fármacos con acciones sobre receptores de serotonina y adrenalina permite confiar en que se va por buen camino.

La incidencia cuatro veces mayor en mujeres se atribuye a factores hormonales (rara vez se cita la sorprendente y no aclarada alta prevalencia de jaqueca en neurólogos-as).

Existen factores desencadenantes como el estrés, el hambre, las variaciones meteorológicas y muchos otros. La jaqueca se iniciaría por la interacción de estos factores sobre un cerebro hiperexcitable o bien por anomalías en los relojes biológicos hipotalámicos (relojes que marcan encendidos y apagados de funciones neuronales, como los de nuestras lavadoras). No abundan las consideraciones evolutivas sobre la jaqueca, pero se ha sugerido que el dolor de cabeza es la consecuencia de un proceso evolutivo que selecciona cerebros hipersensibles a condiciones estresantes tanto externas como internas. La ventaja residiría en una gran capacidad de aviso frente a conductas o hábitos inconvenientes para la salud (los jaquecosos estarían eficaz y dolorosamente advertidos de sus insanos hábitos de vida, con lo que aumentarían sus opciones de supervivencia, al menos en su época de fertilidad).

En el futuro se habrán precisado mejor todas las alteraciones bioquímicas implicadas en la crisis jaquecosa. Ello permitirá disponer de fármacos más específicos, con mayor acción terapéutica y menos efectos secundarios. A más largo plazo, la identificación de las variantes genéticas responsables permitirá una terapia "a la carta", previa presentación de la tarjeta genómica individual en la farmacia o en cualquier sistema automatizado donde se dispondrá de moléculas específicas para suplir o corregir la anomalía concreta responsable. Cada jaquecoso tendrá un conjunto de genes responsables que activan la jaqueca a través de unos receptores anómalos determinados, que serán convenientemente neutralizados o sustituidos con fármacos selectivos.

Es recomendable ante una jaqueca:

—Excluir otros procesos, aunque, generalmente, las pruebas solicitadas dan resultados negativos.

—Evitar desencadenantes, previamente identificados (se facilita un extenso muestrario).

—Adoptar un estilo de vida ordenado y saludable, con reducción de la tensión psicológica y laboral.

—Utilizar precozmente un analgésico, ya que existe la posibilidad (no demostrada) de que la reincidencia de jaquecas puede acabar produciendo daño cerebral.

—Evitar la automedicación, que tiende a producir abuso de analgésicos, una condición que puede potenciar un círculo vicioso que aumenta la frecuencia e intensidad de las crisis.

—Espero que haya entendido el contenido.

Resumiendo: quiere decir que su cerebro incluye un defecto de fábrica por culpa de los genes y que debe evitar excesos. Hoy día se dispone de fármacos eficaces que bloquean parcialmente las alteraciones bioquímicas jaquecosas y en el futuro habrá nuevos y mejores.

No se da ningún consejo específico para las mujeres. Teóricamente sería: "no deberían variar tanto sus hormonas".

No podemos saber en qué convierte esta información nuestro cerebro, por la misma razón que no podemos seguir el rastro del guiso que acabamos de mandar a nuestro aparato digestivo, pero se me ocurre que podría ser algo así:

> Eres un cerebro jaquecoso, es decir, estás construido con alteraciones. Serás especialmente sensible a todo tipo de variaciones que para otros no constituyen mayor problema. Procura que el usuario lleve una vida ordenada. Cualquier mínimo estrés o exceso suyo puede perjudicarte. Debes permanecer atento y activar el dispositivo de alerta ante

cualquier exposición a posibles daños. Mantén la máxima alerta en tus sensores y analiza estrictamente las consecuencias de su conducta sobre tu integridad. Si te dice que le duele es que algo no va bien. No dejes que continúe con lo que está haciendo, especialmente si está muy interesado en ello. A la menor duda, activa los sistemas defensivos y avísale para que deje lo que esté haciendo y permanezca lo más quieto y tranquilo posible preferiblemente en un sitio oscuro. Nada de ordenadores, libros, preparar exámenes y mucho menos, tomarse un cuba-libre.

Oblígale a tomarse la medicación. Perjudica al estómago, pero protegerá la cabeza. Te juegas mucho. No le hagas caso si le molesta el dolor. Lo necesitas para saber cómo van las cosas. Es tu única fuente de información sobre los sucesos del interior. Si se toma el medicamento puedes quedarte más tranquilo porque al menos durante un rato estarás fuera de peligro.

La causa de todo es una alteración muy sutil y puede que no la detectes. Ordena a los sensores que continúen en la posición de máxima sensibilidad.

Con algo más de extensión, lo que este libro pretende contar a su cerebro sería algo así:

13 Propuesta de instrucción

> Si somos los verdaderos esclavos de "nuestras" características culturales, ya es hora de que lo sepamos.
> F. T. Cloak

CEREBRO: TODO ESTE barullo se puede interpretar de otra manera. Dicen los neurocientíficos que estás construido con todas las garantías y que los controles de calidad antes de salir de fábrica son exhaustivos. Estás diseñado para afrontar tus tareas con un excelente dispositivo de corrección de errores: el ensayo-error. Te vas a equivocar continuamente, pero tendrás muchos "supervisores" de tus errores. Te indicarán en qué te has equivocado y así, aunque seguirás equivocándote en el futuro, el grado de error será cada vez menor. El ADN también tiene su propio modo de corregirlos. Los dos sois santuarios informativos que sabéis cómo preservarnos. La selección natural ha obligado a diseñar buenas soluciones para mantenerte intacto.

Estás especialmente dotado para analizar el mundo en el que vas a vivir. Sabes que la especie humana es muy móvil. Vas a tener que adaptarte a miles de situaciones. Dispones de suficiente información a tu alcance para tener éxito (sobrevivir). Resístete a esas estrategias propias de los seres vivos inferiores. No te aísles, no te simplifiques, no te vuelvas pequeño, no hibernes, no te refugies en la oscuridad.

Los genes no tienen escrita la solución para superar todas las cuestiones que te vayas encontrando, pero contienen las recetas para construir dispositivos muy útiles que te permitirán aprender a mejorar las respuestas en cada caso, aunque a veces vas a tener que equivocarte para aprender. No te preocupes pues te ayudarán otros a identificar y evitar los peligros. Todo tu cuerpo está sembrado de unos ingeniosos dispositivos llamados *sensores de daños* que te advertirán al momento de que algo está en peligro inmediato de ser destruido. Lo sabrás porque notarás una sensación algo desagradable. Debes obedecer y tratar de averiguar lo que pasa.

No todos los peligros son detectables por los sensores. Hay peligros invisibles, inodoros e insípidos. Son seres vivos como tú que para sobrevivir necesitan entrar en tu interior, donde encuentran comida abundante y se dedican a tener descendencia. La mayoría de esos individuos no conseguirán llegar al interior de la cabeza pues hay un sistema que los detecta y los elimina. Si consiguen burlar las defensas, tus sensores internos te avisarán, aunque tendríamos serios problemas, pues para burlar las defensas tienen que ser especialmente sutiles.

Los genes disponen de un sorprendente número de instrucciones en exclusiva para construirte. Al nacer dispones de una amplia red de sistemas ya configurados para establecer contacto con el exterior y codificarlo. Los científicos dicen que el cerebro es como una navaja suiza. Quizás hayas tenido una de niño: eran de color rojo y disponían de múltiples prestaciones: navaja, tijera, sacacorchos, abrelatas, lima para las uñas, punzones, destornillador... A diferencia de otros animales, tu navaja suiza dispone de una prestación exclusiva llamada lenguaje. Con él podrás adquirir información muy útil que te va a evitar tener que comprobar (equivocándote y arriesgándote) que las cosas no son lo que parecen. Con el lenguaje podrás también aprender a modificar el entorno para hacerlo inofensivo. Dispones de otra herramienta poderosa: la imitación; te permitirá también aprender rápido y sin riesgos, pero debes desconfiar. En asuntos internos no hay certezas, especialmente sobre lo que pueda acontecer en tu exclusiva cabeza.

Tienes "redundancia". Eso quiere decir que, aunque se averíe un circuito, las órdenes se cumplen, porque van por muchos caminos a la vez. Siempre hay varios funcionando. Cada mensaje lo llevan varios mensajeros por varios tipos de procedimientos y así el mensaje siempre llega a su destino. El cerebro dispone de la oportunidad de cumplir un objetivo a través de la actividad conjunta de variados conjuntos de neuronas. No sólo eso: compiten entre ellos. Tus neuronas luchan entre sí, disputándose el honor de ser las que mejor cumplen con los cometidos. Es lo que Gerald Edelman llama *darwinismo neuronal*. Se seleccionan las mejores o las más emocionadas con el suceso. Por eso una pequeña avería en un circuito no supone mayor problema para ti. Desconfía de las informaciones sobre anomalías sutiles.

También sabes que, al ser materia viva, tus circuitos se destruyen y regeneran continuamente. Tus neuronas se mueren a miles cada día... Ya, ya sé que no nacen neuronas nuevas (esta afirmación está cuestionada actualmente), pero el ritmo de generación de circuitos es incesante. Esta generación se produce además adaptándola a las condiciones cambiantes del entorno. Es la famosa *plasticidad*. Estos circuitos pueden cambiar también de estado o intensidad, con lo que la respuesta que emite un determinado grupo neuronal se modifica sin cambios previos en la red de conexiones. El hecho de que en el fondo todo es químico (y tú también no eres más que un conjunto de moléculas) no quiere decir nada. Podríamos seguir con esa estrategia de reducción y afirmar, con más fundamento científico, que toda la Química en el fondo es Electrónica, ya que todas las reacciones químicas se explican por las acciones de los electrones del orbital externo del átomo. De hecho, ya se han puesto en marcha dispositivos terapéuticos para controlar el dolor y otras alteraciones aplicando estímulos eléctricos o magnéticos al cráneo. Podríamos incluso seguir, negando la realidad de la Electrónica reclamando el mundo de los quarks o de la Física cuántica, pero prefiero no entrar en lo que desconozco absolutamente. Toda la química que se produce en tu interior está al servicio de la construcción de decisiones y de su ejecución, tras un masivo procesamiento de datos en una red de una complejidad inimaginable. Datos y más datos. Decisiones y más decisiones. Cada una de tus neuronas no sólo contiene un generador de corriente, una batería y un condensador. Funciona también como un ordenador diminuto, con capacidad de realizar sumas, multiplicaciones y divisiones con resultado variable según contextos. En la neurona no se sabe bien cuánto suman dos más dos. Depende. Si una sola neurona cambia de opinión, ¿qué pasará con el conjunto de todas ellas? No te preocupes. El mundo donde vas a vivir también cambia continuamente y nuestras neuronas y sus organizaciones tratan de variar según las circunstancias. Mínimas variaciones suponen grandes diferencias: banco, Banco, vengo, bingo, brinco, blanco, bronco, manco, flanco, flaco, fleco, flipo, floto, flato, plato, tranco, tronco, trinco, trunco, son casi lo mismo desde el punto de vista sonoro, pero significan cosas muy distintas. Tus neuronas serán capaces de adivinar lo que quiere decir cada conjunto sonoro en cada momento. La mayor parte de las veces casi tendrás que adivinarlo porque los humanos nos comemos la mayor parte de las letras al pronunciarlas. Piensa en una receta de un médico. Es prácticamente imposible leer ninguna letra. Los farmacéuticos están especializados en descifrarlas. La información objetiva de la receta es mínima, pero el cerebro del farmacéutico también posee la increíble capacidad de saber qué quiso escribir allí el doctor.

> Sgeun un etsduio de una uivenrsdiad ignlsea, no ipmotra el odren en el que las ltears etsen ersciats, la uicna csoa ipormtnate es que la pmriera y la utlima ltera esten ecsritas en la psiocion cocrrtea.
> El rsteo peuden etsar ttaolmntee mal y aun pordas lerelo sin pobrleams.
> Esto es pquore no lemeos cada ltera por si msima, prqoue la paalbra es un tdoo. Pesornamelnte... ¡me preace icrneible!
> (De la Red)

Los sistemas automáticos simples obedecen a la regla de si A, entonces B y si B entonces C y así sucesivamente. Se dice que son sistemas en serie o secuenciales. Un paso detrás de otro, todo bien determinado. Tú funcionas en paralelo: cada entrada se dispersa por múltiples caminos y alimenta infinidad de secuencias posibles. Si A, entonces nadie sabe qué puede pasar. Depende de infinidad de "dependes". Estos "dependes" se producen incluso en el ámbito de decisión de una simple neurona. Son estructuras de: si, entonces, aunque, pero, sin embargo, recuerda que... (Cairns-Smith, *La evolución de la mente*).

Debes confiar en tus decisiones ya que están garantizadas por un sofisticado cálculo que procesa millones de bits por segundo. Tu procesamiento es fiable, pero sólo si tienes acceso a una mínima dosis de realidad. Debes tomar continuamente decisiones respecto a pequeñas variaciones internas. Decisiones que sólo valen para pocas milésimas de segundo. Es imprescindible por tanto que te den alguna pista sobre lo que pasa en ese mismísimo mini-momento. La transmisión de la señal de una neurona a otra se realiza a través de moléculas, pero tan pronto como se segregan se destruyen, por lo que aunque utilizas la química, la sometes a una decisión que puede cambiar en unos pocos milisegundos. Trabajas de forma rápida e integrada.

Tu objetivo es garantizar las funciones, sobre todo las importantes. Tú garantizas que no falte oxígeno ni glucosa. Manejas los hilos de esa complicada marioneta que es el "usuario". A veces hace locuras. Hace poco se fue a patinar sobre el hielo girando sobre sí mismo como un loco. Tú conseguiste que no se cayera. Evitaste que dañara a "la comunidad". Se mete todos los días en una cosa que llaman "coche". Hace unos extraños movimientos con los pies y las manos que hacen que el "coche" vaya a una velocidad endiablada entre árboles o al borde de precipicios. Gracias a ti estamos todos vivos, incluido tú. Sabes darnos a todos las órdenes adecuadas en cada momento. No sólo eso, sino que respetas nuestras decisiones cuando debemos asumir responsabilidades por nuestra cuenta y riesgo.

De acuerdo. Todo eso para ti resulta sencillo porque ves las carreteras, los árboles y los precipicios. El interior es otra cosa. No lo puedes ver. Te han pasado mucha información sobre él y te gustaría conocer mejor el de tu comunidad. Con esas informaciones no vas a poder saber lo que va a pasar en cada mini-momento, como a ti te gusta. En realidad, esas informaciones indican que "podría suceder algo en cualquier momento y en cualquier lugar", pero no vas a saber qué, cuándo ni dónde. Eso te puede poner muy inquieto. Te imagino comiéndote los hígados: "necesito saber en qué milisegundo y mini-lugar puede afectar el estrés a nuestra cabeza". Lo entiendo, pero debes tener calma. Cuando suceda algo que según los expertos pueda perjudicar a tu cabeza, no te pongas nervioso (es un chiste... tú eres nervioso). Estate tranquilo. Está bien protegida y vigilada. Intenta contener tu inquietud pues el usuario lo nota y eso quiere decir que le duele. Los sensores también se dan cuenta y puedes tener problemas pues se producen falsas señales de daño. No te creas todo eso de que el estrés y el tabaco te van a dañar inmediatamente algo dentro de la cabeza. El tabaco produce cáncer en muchos sitios y tendrías que convencer a ese imbécil que deje de fumar porque se va a ir al carajo la comunidad entera.

Si le gusta trabajar, déjale tranquilo. A ti qué más te da. No va a explotar la cabeza ni se va a quemar ni se forman sustancias corrosivas. No te va a hacer daño. Haz lo de siempre. Procura que tenga de todo, pero apaga al instante todo lo que no le haga falta. Así no te dañas y el usuario puede ganar dinero para que podáis comer todos.

No hagas caso de los *receptores de dolor*. ¡No tienes! Piensa un poco... El único receptor del dolor es el pobre usuario. Pasa lo mismo con otras percepciones. El único receptor de la visión también es el usuario. Los receptores de la retina son simples detectores de energía lumínica de una determinada longitud de onda. La visión la construyes tú y la proyectas en la pantalla perceptiva del usuario. No te preocupes si no ves la pantalla. Recibes continuamente información en tiempo real de lo que él percibe y siente. Así que dispones por un lado de la información de los sensores y por el otro de la de la percepción del usuario. La primera es simple y la segunda compleja. Los sensores te dan datos en tiempo real de un suceso, pero las percepciones del usuario son expresión del procesamiento global, en el que está incrustado el pasado, presente y futuro. Una jaqueca de este mismo momento no indica *qué está sucediendo en la cabeza* sino cuál es tu idea global de lo *que piensas que puede estar sucediendo en ese momento*. La percepción es por tanto como un espejo para ti. En ella verás reflejada tu evaluación, interpretación o mixtificación de la realidad interna. No te creas todo lo que le proyectas. La vida es cine. A veces se limita a reflejar la realidad y otras esa realidad sólo existe en la mente del cineasta. Debes distinguir entre una retransmisión en directo de un suceso trágico y una película con contenido similar, pero que se limita a plasmar la visión del realizador de un posible suceso que sólo existe en su imaginación. Realmente la jaqueca es cine de terror con alta tecnología que reproduce las sensaciones vividas en una tragedia real. El dolor de una meningitis infecciosa y el de una jaqueca pueden ser similares, pero en el primer caso tus sensores aportan datos del ataque real de los microbios a las meninges y en el segundo no está sucediendo nada allí, aunque a veces parezca justamente lo contrario.

Si sientes que le duele, puedes hacer dos cosas: o bien que le vea un médico para aclarar dudas o bien tranquilizarte. Si te tranquilizas y dejan de llegar señales de daño es que los sensores también estaban inquietos y al verte tranquilo se han tranquilizado ellos también. Lo mismo pasará con el usuario: si tú te tranquilizas, le dejará de doler. Si aunque tú te hayas tranquilizado, siguen llegando señales es que algo pasa. Llévale al médico.

Ten mucho cuidado con inquietarte sin necesidad. Eso os desprotege. Si el córtex prefrontal está inquieto y os contagia podéis confundir una jaqueca con una meningitis y eso es un error grave. ¿Qué pasaría si en el momento de la jaqueca se cuela un germen en las meninges? Ni siquiera te darías tú cuenta, hasta que fuera ya demasiado tarde. La jaqueca es una meningitis estéril, según dicen. Yo creo que es una meningitis inútil y contraproducente. Necesitas que haya silencio cuando no sucede nada. Mantener la alerta continua o frecuentemente no aumenta la protección sino todo lo contrario. El secreto de tu éxito radica en tu gran capacidad de eliminar la realidad que no interesa. Dispones de un mecanismo para conseguirlo: se llama *habituación.* Es lo contrario a la *sensibilización.* La habituación se produce cuando aplicamos un estímulo novedoso irrelevante. Al cabo de unas pocas exposiciones el cerebro deja de prestarle atención. La sensibilización, en cambio, se pone en marcha cuando el estímulo es juzgado como potencialmente nocivo. Cada exposición produce una reacción de evitación y si ésta no es posible, emerge (en la especie humana) el dolor. La información convierte a los estímulos irrelevantes en potencialmente nocivos y hace que se les aplique la respuesta hipersensible.

No dejes que tome tantos analgésicos. Si tus sensores han captado algo, déjale que tome analgésicos si insiste, pero primero procura que le vean y aclaren qué está sucediendo.

Hasta aquí lo que dicen los neurocientíficos, en versión (lo reconozco) libre.

Un error fundamental de la doctrina oficial es definir los *sensores de daño* como *sensores de dolor.* Una neurona aislada, o incluso un receptor aislado (es decir, una proteína) puede afectarse en el sentido de que se produce una modificación en su estructura espacial de átomos. Un pinchazo o una quemadura produce la modificación espacial de muchos sensores de daño (proteínas) que a su vez permiten o determinan la generación de miles de pequeñas corrientes eléctricas. Es evidente que nuestro sentimiento de dolor se origina en esas modificaciones de miles de proteínas, pero no basta para explicarlo. Esos miles de mini-corrientes deben acoplarse en el cerebro con miles de millones de mini-corrientes que ya andaban por allí (el "parloteo cerebral" o el "telar encantado" de Charles Sherrington). Sin ese acoplamiento no es posible hablar de dolor como sentimiento. El "dolor" de la proteína o de la neurona, conceptualmente existe, pero no en el sentido que se le da en la teoría oficial. La proteína recibe un impacto de daño que implica un suceso de energía excesiva si el receptor está en posición normal, o cualquier estímulo si se encuentra en posición de hipersensibilidad (en alerta por daño inminente temido o por daño reciente). Una mini-corriente de daño (absoluto o relativo) no es un átomo de dolor. Realmente no sabemos qué es exactamente el dolor o cualquier otra sensación en términos físicos, pero sí sabemos que para que aparezca como vivencia consciente es condición necesaria la activación de extensas poblaciones neuronales en muchas localizaciones, incluidas las cerebrales. En la jaqueca la causa del dolor reside en la agitación neuronal cerebral ("tormenta neuronal" de Jackson) y no en los sensores hipersensibles. Su estado hipersensible es la consecuencia de esa agitación y no la causa; no hay estímulos de daño sino sensores hipersensibles. Lógicamente, cualquier movimiento de la cabeza o cualquier otro estímulo irrelevante genera señales, que se encuentran una "puerta de entrada" expresamente abierta y un cerebro en alerta. Una zona vigilada en alerta roja, penaliza cualquier estímulo. Si usted habla normalmente ante un micrófono con el volumen del amplificador al máximo, puede montar un ruido descomunal, pero el origen no está en su voz sino en los micrófonos hipersensibles y el estado del mando del volumen del amplificador.

Hemos dedicado un capítulo a hablar de los sensores de daño y otro a la confusión que genera la utilización de las palabras dolor y daño. En mi opinión, son cuestiones fundamentales. Bastaría utilizar correctamente los términos de sensor de daño, sensor de dolor (incorrecto), dolor y daño, para que todos los mensajes informativos sobre dolor adquirieran una significación distinta.

"La menstruación produce dolor de cabeza" contiene un mensaje muy distinto a "la menstruación daña el interior de la cabeza". La primera afirmación es desgraciadamente cierta, pero se limita a exponer un hecho estadístico que no permite determinar por sí mismo la relación de causa-efecto. Es cierto que después de echar una carta a la chistera de un mago surge de allí una paloma, pero no es verdad que la carta se ha transformado en el animalito.

Oficialmente se afirma que las hormonas son las responsables, pero otra opción perfectamente válida es atribuir la responsabilidad a la codificación:

"variación–hormonal–femenina–potencialmente–inconveniente para la cabeza".

¡Los grifos producen miedo! es una afirmación igualmente válida si existen informaciones que se refieren a la incierta presencia de radioactividad en el agua por un posible escape de su vecina central nuclear.

La segunda (la menstruación daña el interior) es absolutamente falsa. Podríamos convencernos de ello si pudiéramos abrir la cabeza en ese momento y comprobar que el trasiego de moléculas por el cerebro no incluye a ninguna intrusa con capacidad de alterar la integridad del estricto recinto neuronal durante las variaciones de los estrógenos.

Tal como se afirma en la doctrina oficial, se produce la activación del eje trigémino-vascular por orden de centros neuronales de rango superior, que a su vez responden a órdenes superiores cuyo emisor oficialmente no está identificado (ni siquiera considerado). El resultado final de la ejecución de estas órdenes es la activación de componentes de la respuesta inflamatoria que acaba produciendo notificación al individuo (dolor) a través de la inducción previa de hiperexcitabilidad de los sensores de daño como si ya la zona estuviera en situación de vulnerabilidad (por un supuesto daño).

Si el cerebro maneja información que genera expectativa de daño, lógicamente "ordena" modificación de excitabilidad en los sensores y facilitación de paso de señales (puerta de entrada). No es difícil que emerja de esa configuración de alerta una notificación hacia el individuo en forma de dolor. La actividad de los distintos niveles de procesamiento rebosa y se extiende hacia los demás, cada uno con su expresión correspondiente. La extensión hacia la conciencia tiene un código muy preciso: dolor.

En la jaqueca esta sensibilización es especialmente extrema y característica. En un estudio comparativo entre pacientes con sinusitis frontal y jaqueca en el que se analiza la excitabilidad del núcleo sensitivo del trigémino (sería el equivalente a la puerta de entrada para las señales que llegan de la cara e interior de cráneo) se demuestra que en la jaqueca se produce un peculiar estado de hiperexcitabilidad del núcleo, pero no en la sinusitis. La alerta de una jaqueca es superior a la de un ataque real. (Z. Katsarawa, 2002). Tiene su lógica. Un acontecimiento de daño real limita la situación de alerta a la zona dañada sin hipotecar o torturar al individuo. En la jaqueca falta realidad de daño cuando se produce el encendido del sistema inflamatorio. El desasosiego se contagia y se extiende progresivamente afectando primero a la cabeza, pero implicando un dolor y una sensibilización global, de todo el individuo (R. Burstein, 2000).

La interpretación oficial es que el dolor se explica por la hipersensibilización de los sensores. La que aquí se propone es que del "desasosiego" cerebral se derivan dos alertas: primero la de los sensores y después la del individuo. El dolor no tiene sentido sin la coexistencia de una valoración de daño potencial. Si el cerebro valida la expectativa de daño y registra el dolor como evidencia de que ya se ha producido, construye el retrato robot sobre daño que va señalando el propio dolor, a falta de otras fuentes de información.

La interpretación evolutiva de un cerebro jaquecoso seleccionado por disponer de un valioso sistema de encarrilamiento de la conducta del individuo contradice la dinámica biológica de la selección que ha generado una especie extraordinariamente dotada para la movilidad y la adaptación a todo tipo de escenarios. La herramienta que hace posible esa versatilidad es la disponibilidad de información. La interpretación oficial sugiere al jaquecoso una estrategia de entorno restringido, simplista, equivalente al de organismos tan sencillos como un tunicado o un mejillón. En el fondo subyace la vieja teoría de nuestra natural tendencia a la transgresión de la norma:

La naturaleza, sabiamente, está seleccionando con la jaqueca una eficaz protección para señalar nuestra vulnerabilidad como seres humanos y nuestra natural propensión al desmadre: las cabezas, los músculos, la columna, las caras, las piernas y las muelas nos alertan con sus dolores que pertenecemos a una especie frágil y desordenada, con hábitos malsanos.

La realidad puede que sea otra: la evolución ha diseñado una especie con capacidad de acumular información, pero no ha dispuesto filtros para protegernos de su contenido. Nuestro genoma contiene la receta de la construcción de nuestro cerebro. Una vez en este mundo estamos determinados a ser influidos por la información que recibamos, en este y en otros muchos temas. La información experta es muy valiosa y, con toda seguridad, contribuye a optimizar nuestra supervivencia, pero debemos distinguir entre aquella información que nos señala una condición puntual de enfermedad de la que se limita a advertirnos, sin precisar detalles, de los efectos nocivos del estrés, la alimentación, la meteorología y otros. La jaqueca indica que el desasosiego cerebral sobre dichos poco matizados efectos ha alcanzado el nivel de alerta suficiente para implicar al plano consciente. Como vimos con los sensores de daño, se necesitaba la suma de muchos mini-acontecimientos de daño para construir un potencial de acción portador de una señal viajera de daño. Más adelante, este potencial podría encontrarse una puerta de entrada abierta o cerrada, según consideraciones de alto rango. La realidad de daño tiene sus exigencias y las expectativas de daño las suyas. En los sucesos nocivos hay energías peligrosas y proteínas que las detectan, mientras que en las expectativas de daño hay informaciones inquietantes y extensas zonas cerebrales que las detectan, analizan y procesan. El dolor puede derivarse de cualquiera de sus dos orígenes: el daño o su expectativa. En el primer caso no se asocia generalmente la incertidumbre en la evaluación, pero en el segundo, la aparición del dolor inicia un círculo deductivo que consigue una supuesta certeza: la de ser un jaquecoso, con unos genes y unos hábitos de vida anómalos. Sólo queda una conducta de ayuda: vida ordenada y saludable y fármacos. El error queda señalado en el propio organismo. El cerebro (continente) es el responsable, no la información (el contenido). La interpretación oficial establece una sanción solemne de anomalía genética y vida desordenada.

14 Placebos

Quizás le suene la palabra placebo. Hay veces que, ante un dolor u otro tipo de molestia, cuando queremos evitar utilizar un medicamento porque en el fondo pensamos que quien lo reclama no tiene nada, engañamos a un niño o a un paciente dándole una cápsula vacía o un comprimido de almidón prensado con apariencia de pastilla. Esto sería un placebo: un engaño. Alguien, pero nunca quien se lo toma, sabe que no lleva ningún compuesto activo.

Existe también el placebo sin engaño, aquel en el que se administra algo considerado honestamente como eficaz y que más adelante se demuestra que no poseía ninguna acción terapéutica relevante objetiva.

La medicina ha sido y sigue siendo reticente con esta cuestión. Como pasa con los temas que no se les mira de frente acaban siendo considerados como "misteriosos". El "misterio del placebo" es una expresión muy habitual.

Confieso que es un tema que me interesa especialmente. De hecho todo el contenido del libro versa sobre el placebo, sobre el valor de las expectativas y de la información. Al intentar recoger bibliografía sobre el tema del placebo se encuentra uno con que efectivamente existe un misterio: hay poco investigado y a lo poco investigado no se le presta demasiada atención o peor aún, sólo se le buscan pegas. Ese es el mayor misterio. Por lo demás no veo cuál es el problema. El efecto placebo, como ya habrá deducido a estas alturas, no es ni más ni menos que la consecuencia de que el cerebro existe, se informa, decide, actúa y después evalúa. Es como si se planteara el misterio de los juguetes en los zapatos de los niños en Navidad. ¿Dónde está el misterio? ¡Son los padres!

Posiblemente la acción del placebo sobre el dolor se apoya en la red cerebral que modula el tráfico de señales de daño a través de las endorfinas. La actividad del sistema endorfínico varía entre individuos y es posible que esto, en parte, explique la variación interindividual del efecto placebo. Más determinante sería la evaluación de peligro en determinados contextos y las expectativas de eficacia del tratamiento (Predrag Petrovic, 2002). Por otra parte, la evaluación o interpretación cerebral modula la actividad de los centros del troncoencéfalo (sustancia gris periacueductal) implicados en la analgesia por opiáceos o por endorfinas. Traducido a términos simples, todo esto quiere decir que las valoraciones conceptuales del cerebro pueden influir en la modulación del dolor a través del sistema endorfínico (P. Petrovic, 2000).

Un error muy extendido sobre el placebo es dar por sentado que sólo responden los dolores imaginarios o "psicológicos" y que el dolor producido por una lesión, por ejemplo, un infarto de miocardio, no responderá. Nada más alejado de la realidad. Los experimentos sobre placebo se efectúan aplicando a los "voluntarios" descargas eléctricas, temperaturas elevadas o estímulos mecánicos intensos. A la vez que se les aplica estos desagradables estímulos se les engaña diciéndoles que se les administran potentes analgésicos. Durante el experimento se estudian las zonas cerebrales que se activan cuando aparece dolor o cuando no lo hace y se comprueba que hay un porcentaje de sujetos que no sienten dolor al aplicarles las corrientes y el "analgésico potente". En estos casos los registros de actividad de las zonas cerebrales implicadas en la construcción de dolor se silencian. Si el cerebro recibe y valida la información de que se aplica un analgésico no malgasta energías construyendo el costoso producto de la percepción dolorosa. En cada caso habrá unos motivos diferentes. No creo que los podamos conocer, pero sí se puede asegurar que en nuestra especie y probablemente en otras, las expectativas, las convicciones, las informaciones, el temor, la confianza (con o sin engaño) o la esperanza encienden o apagan amplios sectores neuronales, exclusivamente dedicados a procesar los aspectos conceptuales de los sucesos, bien sean reales o imaginados (temidos o deseados).

El placebo impide la aparición del dolor si se dan informaciones engañosas sobre supuestas propiedades analgésicas de compuestos absolutamente inactivos. No debe, por tanto, administrarse para hacer un test sobre existencia de lesión real. Un paciente con dolor torácico puede recibir un placebo porque se juzga que el paciente no tiene nada y el dolor puede ceder. El médico puede extraer la conclusión de que la mejoría demuestra que no tiene nada. Es un peligroso error. Puede tener un infarto o cualquier otro tipo de lesión en el tórax. El hecho de que duela no es evidencia de daño (como ya sabemos), y el alivio del dolor al dar un placebo —o sea, nada—tampoco es una evidencia de que no hay daño. La evidencia de daño se establece estudiando al paciente con todos los medios necesarios para descubrirlo y la evidencia de que no hay nada anormal se consigue descartando posibles procesos, después de investigarlos.

Cualquier acción de ayuda puede rebajar el nivel de vigilancia cerebral o incluso eliminarla. Las emociones contienen siempre mensajes hacia el exterior. Transmiten información a los otros. En la cara existen 23 músculos que construyen complejas secuencias expresivas que pueden ser captadas por los congéneres:

—¿Qué te pasa? ¿No te encuentras bien? No tienes buena cara.

La acción de ayuda tiene también sus claves y sirve de bálsamo, rebajando la intensidad de los mensajes, tanto hacia el individuo (dolor) como hacia los demás. Para ello el cerebro aplica una codificación a los contenidos de dicha ayuda. Sólo en los casos en los que esta codificación es favorable, se produce el alivio del sufrimiento. El agua es una acción de ayuda validada por el cerebro para retirar la sed y la comida para retirar el hambre.

¡Realmente el agua y la comida son excelentes placebos para la sed y el hambre!

Se han hecho intentos de definir un patrón de carácter, actitud o personalidad de los pacientes que responden al efecto placebo.

El único dato significativo es que aquellos ciudadanos confiados en el sistema, "los obedientes", son los que tienen más probabilidad de responder. Es lógico. La respuesta al tratamiento en la jaqueca define las expectativas del cerebro tanto respecto a la jaqueca como a la medicación. Estas expectativas, como hemos repetido muchas veces, son en su inicio cerebrales y no del usuario. No se conoce su eficacia hasta que no se las pone a prueba. Cuando se ensaya un nuevo medicamento para la jaqueca, se realizan estudios con placebos para comparar los resultados. A un grupo se les administra el compuesto activo y a otro de similares características se les da el placebo sin que lo sepan (el paciente ni el médico). En todos los casos se produce una mejoría significativa en el grupo del placebo, oscilando entre el 20 al 30 por ciento. El resultado en el grupo de tratamiento real debe ser mejor para aceptar una acción eficaz real del fármaco. Este 20-30% demuestra que la expectativa de mejoría disuelve en bastantes casos la jaqueca. Si a este grupo que respondieron al placebo les hubiéramos hecho saber poco antes de tomarse la cápsula, que estaba vacía, no se produciría ningún cambio. Una simple información, modifica el comportamiento del dolor ante la cápsula. Curiosamente las llamadas medicinas alternativas poseen (probablemente) un efecto placebo más acusado que la oficial.

El objetivo del libro es el de trasmitir toda la información posible sobre el proceso jaquecoso. Se pretende conseguir el efecto placebo, pero sin engaño, sin almidón prensado o sin química externa. Mientras usted lo está leyendo, una extensa red neuronal cortical "toma nota" y procesará su contenido en numerosas "asambleas" neuronales de distintos cometidos. De sus deliberaciones se derivará (¡ojalá!) una derogación de la activación del sistema inflamatorio fuera de contextos de daño. Esta deseada derogación implicará la ausencia de todo tipo de compuestos químicos inflamatorios en sus meninges y en el exterior, la reposición de sus endorfinas y la vuelta de los sensores a su estado basal, incluyendo a los sensores del oído, vista, olfato y tacto, con lo que los sonidos, las luces y los olores dejarán de ser sus torturadores y no necesitará refugiarse en el cuarto oscuro. Si usted colocara en un lado de la balanza todos los compuestos químicos implicados en la "movida jaquecosa" responsables de su sufrimiento y en el otro la cápsula que se toma para aplacar su dolor probablemente dejaría de interpretar que el dolor se va porque el analgésico ha puesto las cosas en su sitio. La eficacia de la pastilla no es la consecuencia de un preciso impacto de la onda del pequeño David sobre Goliath, sino la del toque de corneta del "séptimo de caballería" que hace huir a los indios siempre que estos piensen que la corneta indica que está todo el regimiento.

Se intenta por tanto disponer de una capacidad de interpretar el dolor desde una perspectiva global, biológica. Ello aumenta la probabilidad de evaluaciones cerebrales ajustadas a la realidad en asuntos internos y ello quiere decir simplemente que disminuye la probabilidad de que usted tenga jaquecas.

Los estudios comparativos entre fármacos y placebos arrojan un porcentaje de beneficio variable en el grupo de los "engañados". Oscila alrededor del 20-30%. Curiosamente no se reflexiona sobre esta valiosa ayuda terapéutica. Los estudios se limitan a utilizar la comparación del fármaco activo como prueba de su eficacia. Nuestra propuesta es la de analizar el soporte biológico del efecto placebo y optimizar el beneficio con información veraz, sin engaño. El porcentaje de buenas respuestas se sitúa entre el 70-80%. La información puede poner y quitar el dolor, independientemente de su veracidad, pero es evidente que una información que se ajusta al sentido biológico de la inflamación ayuda al cerebro a tomar decisiones razonables, que, en el caso de la jaqueca supondría la de su desaparición, por tratarse de una activación irracional e incontrolada.

La enseñanza del efecto placebo no es la de que existen individuos altamente sugestionables sino la de la existencia de un cerebro sensible al contenido de las expectativas y convicciones que contiene. Si modificamos esas convicciones y expectativas se modificarán con toda seguridad las respuestas que de ellas se derivaban. La jaqueca es el resultado de unas determinadas expectativas y convicciones y puede modificar su curso si conseguimos que el cerebro destrone la doctrina oficial y la sustituya por un análisis apoyado en las reflexiones biológico-evolutivas que propone el libro. Deben eliminarse los fantasmas del estrés, las hormonas, la meteorología, la alimentación, y demás componentes de la extensa lista de "desencadenantes" ya que ninguno de ellos contiene una amenaza de daño inmediato sobre la cabeza ni su interior. Ello no quiere decir que el estrés, las hormonas, la alimentación o la meteorología no tienen importancia, sino que los problemas que pudieran ocasionar a la larga no deben compartir el espacio de las amenazas por sucesos físicos o químicos violentos, capaces de destruir tejido en un momento. El dolor está para notificar este último tipo de sucesos y no debería ser activado para recordarnos violentamente que las cabezas pueden estropearse si no las cuidamos como los expertos dicen que debemos hacerlo.

15 BENDITO ESTRÉS

Debería instituirse el "día mundial del estrés" para desagraviar a este sufrido, abnegado y eficaz dispositivo biológico. Probablemente estemos ante el proceso más injustamente vilipendiado y manipulado del organismo a pesar de que le debamos la supervivencia de cada día. Desacreditar el estrés tiene tan escaso sentido como desacreditar al agua, el fuego, el aire o la tierra (elementos básicos constituyentes de todo ser vivo, en el sentir de los sabios griegos).

¡Tenga cuidado con el agua! es un mensaje bastante confuso si no se añaden más precisiones. Cada uno puede interpretarlo a su manera, pero debería estar claro que los peligros residen en los parámetros y no en la cualidad de las moléculas (H2O). Podemos ahogarnos por su exceso o su violencia, o fallecer secos como arenques por su ausencia.

Sucede lo propio con el estrés.

—¡Tenga cuidado con el estrés!

O incluso:

—¡Evite el estrés!

Son mensajes llenos de peligrosa indefinición.

Se entiende que la sugerencia de evitar el agua, el aire, el fuego o la tierra trata de alertarnos sobre inundaciones, huracanes, incendios o arenas movedizas.

Como primera reivindicación del día mundial del estrés debemos intentar por tanto que nos precisen los contenidos de las palabras, sus dimensiones y contextos. Debemos deconstruir los contenidos culturales y reponer el vacío creado con la significación biológica de la palabra.

El estrés en sí mismo no es saludable ni peligroso. Más bien representa un principio biológico fundamental que está asociado a la vida y que facilita la adaptación, el equilibrio dinámico, la auto-organización y la supervivencia, en un entorno constantemente cambiante.

La vida oscila entre sucesos irrelevantes y significativos. En lo irrelevante, el cerebro decide dormirnos o sugerirnos que repasemos lo de las musarañas. Cuando capta algo interesante, interrumpe nuestro sueño o las reflexiones del momento a la vez que activa rápidamente dispositivos de alerta general y específica, según los escenarios. Ya sabemos que le gusta ser redundante por lo que, de entrada, enciende todos los sistemas potencialmente útiles para responder adecuadamente al estímulo, especialmente cuando el escenario contiene algún elemento novedoso. Hasta entrar en materia nunca se sabe qué recursos necesitaremos. Si no sabemos cuánto nos va a costar una cena, siempre prepararemos un exceso de dinero por si acaso. A medida que se va concretando el menú con sus correspondientes precios vamos guardando el sobrante. Si acudimos siempre al mismo restaurante a comer a precio fijo, utilizaremos sólo la cantidad de dinero precisa y no sacaremos del bolsillo todo el fajo de billetes para atender el pago.

El estrés es un complicado juego de encendidos y apagados, dirigidos a definir precisamente cada situación para articular una respuesta adecuada. La vida es un proceso que consigue a través de la evolución optimizar la utilización de sus recursos. La obtención de energía no es fácil y debe utilizarse bien, es decir sólo cuando es necesario. El cerebro es un buen administrador, ya que consigue eso que a los humanos se nos da tan mal: optimizar las acciones reduciendo a la vez los costos. La receta es simple: que no falte de nada, pero sólo cuando sirve para algo y durante el menor tiempo posible. Tan pronto como se finaliza la acción se apagan los dispositivos. Una milésima de segundo es para nuestro cerebro un tiempo precioso. Dispone lo necesario para iluminar el escenario, pero acopla un ágil y estricto dispositivo para apagar todo aquello que no demuestra utilidad para un determinado escenario. A base del ensayo-error acaba consiguiendo utilizar sólo los recursos necesarios, y por muy poco tiempo. Poco a poco va definiendo los contenidos del entorno, y consigue automatizar las acciones. El primer día de clase de conducir, usted activará prácticamente todos sus músculos y se sentirá estresado y tenso debido a su ignorancia. Si todo va bien, su cerebro irá eliminando las contracciones que no contribuyen más que a obstaculizar la función de la conducción. Sus acciones estarán cada vez más automatizadas a la vez que usted estará más liberado y no necesitará concentrarse para pisar el acelerador mientras suelta suavemente el embrague. Con cada clase su cerebro utilizará menos oxígeno y glucosa porque habrá dado con la medida justa de las acciones necesarias y suficientes. Todo esto es bendito estrés: fisiológico, automatizado, económico, rentable.

Puede haber sin embargo un problema serio: cuando se han encendido los focos del escenario y el cerebro ha activado los dispositivos de respuesta, sin que aparezca ninguna diana real. Muchos de los escenarios que activan el estado de estrés se construyen con materiales de archivo o de expectativas. No tienen realidad. Ante estas circunstancias nuestro cerebro enciende dispositivos sin poder referirlos a ningún suceso presente, y no puede desarrollar estrategias de contención de recursos.

El cerebro necesita algo de realidad. Con poco tiene bastante. Le sacará chispas a cualquier indicio. Si sólo hay expectativas aparece un encendido excesivo, improductivo, despilfarrador y absurdo, condenado a localizar algo que no existe. Eso sería un estrés irracional, y resulta claramente desaconsejable para el buen uso de los limitados recursos del organismo, pero en ningún caso supone un peligro de destrucción inmediata del interior de la cabeza, por lo que no debería activarse el dolor, en buena lógica biológica.

Muchos ciudadanos están racionalmente estresados con su trabajo, con sus preocupaciones y con sus deseos o frustraciones. No veo por qué esto es malo si lo hacen racionalmente, es decir si los escenarios están definidos y reciben un soporte básico de respuestas automatizadas cerebrales junto a las aportadas por la actividad exploratoria (estresada) del individuo consciente, ambas perfectamente adaptadas a los componentes del entorno (conocido y novedoso).

El mantenimiento del equilibrio sobre nuestras todavía inexpertas piernas es una compleja función que estresa a nuestro cerebro el primer año de vida. Una vez se consigue, se produce una automatización cada vez más eficaz y más económica, que ya no sugiere el comentario: "Estoy estresado; he estado todo el día intentando no caerme". Esto es tan absurdo como afirmar: "Estoy estresado; he estado todo el día trabajando".

Aún más enigmático es el concepto de estrés acumulado. Es evidente que un estrés irracional, si se prolonga, acabará produciendo disfunción a largo plazo, por dilapidación irracional de recursos, pero un estrés racional cotidiano no debe ocasionar perjuicio físico ni acumular disfunciones que acaban, no se sabe cómo, "descargándose".

Hay muchos pacientes que padecen sistemáticamente jaqueca los fines de semana. La primera deducción que se les viene a la cabeza es que puede que duerman demasiado esos días. Los intentos de levantarse a la misma hora que los días laborables nunca tiene éxito. El siguiente sospechoso es el exceso del viernes, si coincide con una cena y unas copas. Tampoco suelen cambiar las cosas al quedarse en casa. Al final se impone la idea del estrés acumulado. Es algo tan absurdo como achacar el dolor a la temperatura acumulada (siempre dentro de un rango normal) o a los apoyos acumulados de la cabeza sobre la almohada. El dolor sólo se justifica con una dosis excesiva de algo dañino en un momento determinado y no todo es acumulable.

La relación entre el dolor de cabeza y las variaciones psicológicas no está suficientemente analizada o definida. La relación con la ansiedad no es uniforme y se puede producir tanto empeoramiento como mejoría ante las situaciones de estrés. Experimentalmente se produce un efecto analgésico, posiblemente mediado por endorfinas, al someter a los animales a situaciones de estrés (Terman y cols. 1984. *Mecanismos intrínsecos de inhibición del dolor: activación por el estrés. Science*, 226, 1270-77).

La relación entre el estrés y el dolor, por tanto, es producto de la interacción de muchos componentes. En los estudios experimentales sobre dolor y estrés debe tenerse en cuenta que se incluyen siempre estímulos nocivos (descargas eléctricas, pequeñas quemaduras, pinchazos o aplicación de moléculas irritantes). Si de esos estudios se dedujera (no está claro) que el individuo estresado tiene más dolor, no se puede derivar la afirmación de que el estrés produce dolor, sino que, al aplicar descargas, pinchos, calores e irritantes químicos, si el individuo está estresado, siente antes o más el dolor, pero los responsables de éste seguirían siendo los estímulos y no el estrés. La recomendación sobre estrés y dolor, a la luz de los estudios científicos, sería una solemne tontería:

—"Puede que si está usted estresado le duela más un golpe contra una esquina que si está relajado".

El sentido común (y la ciencia así lo refrenda) permite afirmar además que si el golpe contra la esquina se produce en el contexto de un enfrentamiento peligroso contra un feroz enemigo (el verdadero estrés) el golpe puede que sea indoloro (mientras persiste la batalla).

También está demostrado que una información estresante sobre posibles efectos perjudiciales de unas supuestas ondas aplicadas a voluntarios inducen dolor a un buen número de ellos.

Los pacientes con jaqueca de fin de semana son ciudadanos motivados en su trabajo. Aceptan bien su trabajo y le dedican las horas que haga falta. Incluso se llevan tareas al domicilio. No se quitan fácilmente los temas laborales de la cabeza. Esta circunstancia, asociada a una codificación de "estrés perjudicial para la cabeza" en la que se identifica el estrés con las horas trabajadas, es suficiente para iniciar el círculo vicioso de:

—Si hay estrés es posible que le duela la cabeza (instrucción adquirida imprecisa).

(El dolor no tardará en aparecer…)

—Si duele después de haber tenido estrés, es que se ha producido un perjuicio (deducción adquirida por instrucción, no válida).

Lo peligroso de este tipo de vida "estresada" es la instrucción que a veces se le aplica, convirtiendo una vida saludable en un componente peligroso para la integridad de la cabeza. Si ello es así, el cerebro decidirá tomar cartas en el asunto. El famoso efecto de las responsabilidades de los ejecutivos sobre el estrés y la salud ha resultado, al final, ser un fiasco. No hay más que fijarse en lo longevos que tienden a ser los dictadores. El disponer de jerarquía eficaz produce salud y el residir en el escalón más bajo del mando es un factor de riesgo.

Otro caso particular de jaqueca por el famoso estrés es el que ataca a los estudiantes en fechas de exámenes. Exclusivamente afecta a los buenos estudiantes. Aquellos que aceptan sus responsabilidades y quieren hacer bien las cosas (como los buenos trabajadores). La absurda idea de la sobrecarga por estrés psicológico les penaliza, entablándose una batalla desigual entre su cerebro, que no ve bien que se ponga en peligro la integridad física de la cabeza, y su interés por sacar adelante una asignatura. Su cerebro no puede doblegar su empeño y consiguen, a pesar del castigo, estudiar en esa atmósfera de dolor irracional, pero desesperante.

En estos casos el paciente debe mostrar su enfado con su cerebro y tratar de convencerle de que le deje en paz, de que no se genera perjuicio interno por estudiar o trabajar. La posibilidad de que se produzca una incidencia de daño interno físico por esas actividades es nula, y si el dolor aparece, simplemente está desenmascarando las expectativas cerebrales, como sucede con todas las penalizaciones. El estrés, directamente, no produce dolor de cabeza. Cualquier expectativa negativa referida a estreses, sin embargo, puede hacer que el cerebro active el dolor de su cabeza para intentar enderezar los "hábitos poco saludables" de vida. Puede que no lo haga en los días laborables, porque se autoriza la relación con el trabajo, pero se penaliza esa relación continuada con el exceso de horas justo en el fin de semana. Basta desactivar el código del estrés por exceso de horas para que la jaqueca de fin de semana se vaya. Lógicamente, no conozco el procedimiento mágico para conseguirlo, pero una información adecuada que precise los detalles del problema desde otra perspectiva facilita la descodificación y desactiva la jaqueca. Un sistema automático "inteligente" que codificara el agua como potencialmente peligrosa e inconveniente acoplaría a su grifo un componente desagradable (mal sabor) para protegerle, porque usted habría bebido mucha agua durante la semana, y el peligro del agua se habría acumulado.

Disfrute de su bendito estrés con la misma tranquilidad que puede disfrutar de un buen trago de agua fresca cuantas veces lo precise o desee, y no permita que le hagan confundir una inundación con un botijo.

16 ¿Es la jaqueca hereditaria?

> Cuando los gemelos tenían dos años, pregunté a su hermano mayor cómo los distinguía. Dijo: "Oh, es fácil. El que muerde es George..."
> Freeman J. Dyson

ES EVIDENTE QUE la herencia interviene en gran parte de lo que somos y hacemos, pero los genes no son los únicos protagonistas. *Heredado no es equivalente a transmitido por genes.* La consideración estadística de la presencia de varios casos de familiares con jaqueca justifica la existencia de un posible factor hereditario, ya que la herencia solamente indica un hecho estadístico, y parece que es frecuente la aparición de varios casos en una misma familia, pero no permite deducir que el mecanismo de transmisión sea genético. En la herencia intervienen otros vehículos de transmisión como la imitación o la información, que permiten incluso la transmisión de hijos a padres. La familia no es además el único entorno en el que se produce transferencia de conocimiento (información e imitación); en el prolongado período de aprendizaje social de los seres humanos hay otras escuelas para recoger abundante material didáctico.

Es cierto que la jaqueca, aunque no siempre, tiende a afectar a varios miembros de la familia, y que muchos estudios realizados en gemelos sugieren la existencia de un componente genético. Existe a su vez una rarísima forma de jaqueca hereditaria, la "jaqueca hemipléjica familiar", en la que se han localizado varias mutaciones de genes, potencialmente responsables del padecimiento. Con menos seguridad, se han comunicado posibles localizaciones de mutaciones genéticas implicadas en la jaqueca común, sin acuerdo general sobre la validez de dichos hallazgos. En todo caso se sugiere que la herencia en la jaqueca se produciría por la acción de varios genes y no se analiza la contribución del papel de la transmisión cultural. En su lugar se hace referencia a "factores ambientales" entre los que ni siquiera se contemplan los específicamente informativos.

La transmisión cultural a través del lenguaje y la imitación, es un potente modulador de las decisiones cerebrales. Hoy en día se acepta que los circuitos pueden ser "retocados" por la experiencia y el aprendizaje. Es más, estos circuitos están diseñados genéticamente para que ello sea posible. El cerebro humano está por tanto determinado genéticamente a absorber una gran cantidad de información, acumulada a través de las generaciones, para poder adaptarse al mundo en el que se ha ubicado. Un recién nacido troglodita, trasplantado a nuestra época sería indistinguible de un recién nacido actual. El legado informativo nos diferencia de los trogloditas. Los genomas previsiblemente son iguales: ambos disponen de la capacidad de recibir y transmitir información destinada a impregnar en el futuro todos los niveles de la decisión cerebral.

La corteza cerebral, el nivel más evolucionado de nuestra especie, está generosamente conectado con los niveles más primitivos. Cualquier respuesta instintiva puede ser modificada (teóricamente y dentro de amplios márgenes) por la decisión de alto nivel. Lógicamente, esos niveles inferiores se imponen a su vez a muchas de las sugerencias de alto rango. En el sistema nervioso no hay propiamente jerarquías ni "neuronas jefes". Funciona de forma integrada buscando la decisión más adaptada a cada situación. La jerarquía se establece más por el contenido de cada situación que por los rangos de los niveles implicados. La catalogación de superior o inferior indica solamente nivel de evolución o complejidad. El nivel superior (la corteza) contiene el conocimiento adquirido por propia experiencia o por información y su poder de decisión aumenta a medida que los sucesos a los que debe darse una respuesta son del tipo de acontecimientos no detectables por sensores, es decir aquellos de los que sólo contamos con la información de expertos. Esto es así por obra y gracia de nuestros genes y ha permitido la evolución cultural. No es razonable que el legado de expertos acumulado a lo largo de las generaciones no sea considerado por el cerebro en la toma de decisiones, sobre todo en aquellas situaciones en las que el cerebro no posee tecnología biológica capaz de extraer datos directamente de la realidad, con sus apreciados sensores. La evolución no acostumbra a seleccionar estructuras improductivas. Ni siquiera la ostentosa y absurda cola del pavo real es superflua. Es difícil sobrevivir con ese perifollo desmesurado, pero el macho que lo consigue demuestra una gran capacidad de afrontar los peligros, por lo que las hembras seleccionarán a los que más se pavonean, a los de cola más aparatosa. La dimensión de la cola se correlaciona con la calidad de los genes. Un cerebro es un artilugio que consume mucha energía y debe justificar biológicamente ese gasto. Su gran desarrollo en la especie humana es debido a la presión evolutiva por adquirir información para sobrevivir. No es previsible que dicha información no se incluya luego en la toma de sus decisiones, especialmente en aquellas implicadas en la evitación de daño.

La inflamación y por tanto el dolor podrán ser activados exclusivamente por expectativas, si éstas contienen la referencia a efectos nocivos de diversos componentes del entorno o del propio individuo. Aquellos genes que produzcan cerebros con mayor capacidad de recibir y construir información útil para sobrevivir y aparearse serán seleccionados. No es posible separar la contribución de la carga genética de la informativa en el proceso de selección.

La especie humana se significa por su capacidad plástica de adaptación a entornos muy diferentes, y ello es así porque nuestros genes construyen un cerebro especialmente dotado para acumular información producida y validada por otros. Los diseños estrictamente genéticos nos acompañan desde el nacimiento (o incluso antes) y nos permiten iniciar nuestros primeros ensayos tanto de conocimiento como de respuesta. Sobrevivimos al largo período de aprendizaje cuando somos niños, gracias al conocimiento de muchos expertos en distintos ámbitos. Es previsible que, para garantizar esa transmisión de conocimiento, la evolución (a través de sus genes) haya diseñado los cerebros idóneos para aceptar los implantes culturales que considere oportunos.

Puede que exista un proceso, aun no bien conocido, de selección de contenidos culturales guiado por las propias condiciones de la red neuronal. No se ha estudiado suficientemente el concepto de *credibilidad cerebral,* pero indudablemente existe. Así como los alimentos son analizados y procesados por el fabuloso laboratorio del aparato digestivo, el cerebro dispone de una estructura (aun no bien conocida) capacitada para analizar y procesar la información. Con los materiales extraídos por nuestro aparato digestivo, el organismo repone continuamente moléculas, células u órganos. Con los datos extraídos de la información nuestro cerebro construye, mantiene o modifica convicciones y expectativas.

No venimos a este mundo de vacío. La mayoría de los patrones motores del futuro están organizados sobre esquemas básicos motores determinados genéticamente. Así el patrón de rascado, la marcha, el lanzamiento global de una extremidad, el temblor, son patrones que el recién nacido tiene a su disposición para iniciar sus ensayos. Son los famosos "PAF" (*Patrones de Acción Fijos*). Sobre ellos se irán acoplando todas nuestras habilidades o torpezas específicas en constante diálogo con un entorno que varía constantemente. El propio lenguaje está ya preconfigurado para sintonizar con cualquier jerga convencional disponible allá donde usted aterrice. No creo que nadie en su sano juicio defienda un origen genético de las conversaciones futuras ni del idioma que se va a aprender.

Las percepciones también están preconfiguradas en sus esquemas básicos. Disponemos de PAFs sensitivos al nacer: nadie tendrá calor cuando ha bebido pocos líquidos, ni hambre cuando se golpea contra una pared. Sobre estos esquemas básicos innatos, el cerebro organiza la lectura del universo externo e interno en tiempo real y configura los mensajes perceptivos para guiar la conducta del individuo con las mayores garantías de preservación. Los genes codifican *cómo* tener miedo o dolor, no a *qué* tener miedo o *cuándo* activar el sistema inflamatorio. El miedo a las serpientes está configurado ya en los genes, pero la conducta de evitación admite un retoque de la experiencia, la imitación y la información.

Inculpar a los genes del contenido concreto de nuestras percepciones es como establecer que la afición a los chipirones en su tinta es un suceso genéticamente condicionado, o que la habilidad para el encaje de bolillos está específicamente determinada en el ADN. Tampoco parece creíble que una determinada percepción y sus parámetros estén determinados por genes. De ser así se podría ampliar la condición genética a todos los sentidos. Hay especies que tienen más olfato que otras y esto tiene un condicionamiento genético obvio, pero cuesta creer que dentro de la misma especie se produzcan por obra y gracia de los genes, percepciones de mal olor sin nada que lo justifique.

Aunque se admitiera que "todo está en los genes" debe entenderse "todo" como eso precisamente... ¡todo!

El genoma humano determina que usted tenga un cerebro con capacidad de recibir información sobre interior de cabezas y modular las respuestas no sólo frente a sucesos reales sino también frente a las expectativas. Cuanto mayor fuera el papel potencial de los genes para facilitar la aparición de la jaqueca, más cuidado habría que tener con la instrucción. Un cerebro como el humano, genéticamente sensible a la información, debe cuidar sus contenidos. La afirmación tajante de que la jaqueca es genética asigna automáticamente al individuo jaquecoso una condición conceptual de vulnerabilidad. Es una especie de condena para siempre. "Has nacido así, ¡qué le vamos a hacer!"

Admitamos que existen determinados genes que presionan hacia un carácter de conducta habitual de "evitación de daño". Ello es perfectamente posible ya que en estudios con animales se observan patrones de evitación genéticamente condicionados (pero no determinados), opuestos a los de "búsqueda de novedad" (también con condicionamiento genético). Una actitud así condicionada, justificaría conductas de huida, pero no de notificación de dolor.

No nos han enseñado a diferenciar la conducta de evitación de daño de la de evitación de dolor. La naturaleza no ha seleccionado organismos dotados para evitar el dolor, sino el daño. Para conseguir este objetivo utiliza el dolor. Los estudios sobre diferencias de sensibilidad dolorosa entre individuos se refieren a la influencia genética (además de otras) en la aparición de dolor ante estímulos de daño potencial (mecánicos, térmicos, químico-corrosivos). No se ha investigado la influencia de los genes para establecer su papel en la sensibilización dolorosa ante determinadas informaciones que, es lo que realmente interesa en este caso.

Los individuos genéticamente configurados como "evitadores de daño" serían individuos recelosos respecto a los riesgos, amantes de la normativa y de lo pautado, de los entornos estables, pero un individuo receloso y huidizo no se inflama cuando inicia la huida. La inflamación preventiva sólo tiene sentido cuando se produce una situación de daño *inevitable e inminente*. Podría justificarse una percepción psicológica de ansiedad en determinados escenarios no suficientemente aceptados o codificados, pero no de dolor. Además ¿por qué en la cabeza y no en los codos? ¿por qué no otro tipo de percepción?

Las explicaciones oficiales se aferran al tema del eje trigémino-vascular como si el resto del organismo no tuviera algo similar. Es difícil imaginar una herencia que genera un encendido del sistema inflamatorio sólo en la cabeza (o incluso sólo en una de las mitades). Como ya hemos comentado, en la jaqueca se inicia la alerta de sensores en la zona donde duele, pero poco a poco se va extendiendo la alarma a todo el organismo. Los mismos esquemas de construcción del dolor de cabeza en ausencia de daño aparecen de hecho citados en trabajos de investigación sobre dolor torácico (S.D. Rosen, 2002) o digestivo (L. Bueno, 2002).

Se cita a la serotonina y la noradrenalina como si fueran neurotransmisores específicos para la cabeza, pero son igualmente responsables de la modulación del procesamiento de las señales de daño en el resto del organismo. Obviamente, los centros que bañan el sistema nervioso de serotonina o noradrenalina están ampliamente conectados (en las dos direcciones) con la corteza cerebral y por tanto modulan las convicciones y se dejan modular por ellas. Ninguna molécula produce acciones fijas. Cada transmisor químico produce acciones diferentes en función del receptor sobre el que actúa. Habitualmente el impacto final sobre la conducta es indeterminable en cada caso. La necesidad de asignar a los fármacos acciones predecibles sobre una determinada función alterada es simplista. La serotonina o la noradrenalina son mensajeros que transportan decisiones cerebrales a ejecutores continuamente cambiantes. Los neurotransmisores mandan un único mensaje a todo el organismo, pero sólo es operativo si se encuentran los buzones de recepción abiertos. La conducta queda modulada más por la situación de la recepción que por la emisión del mensaje. La serotonina induce respuestas de sensibilización perfectamente conocidas en modelos animales, pero la significación biológica del escenario al que se aplica la respuesta sensibilizada depende de factores diversos, y la información experta puede jugar un papel relevante. Sustituya el dolor por el miedo y entenderá lo que quiero decir. Cualquier escenario, aparentemente inofensivo, si se le aplica una información de riesgo (no detectable) inducirá miedo.

¿Por qué no se recomiendan los fármacos antijaqueca frente a dolores de otra localización? Los mediadores de la sensibilización de los sensores y de la activación inflamatoria son igualmente válidos para todo el organismo. Da la impresión, al analizar la teoría oficial sobre la jaqueca, de que los neurotransmisores se consideran como mediadores del dolor exclusivamente en la cabeza. Sin embargo, sirven lo mismo para los pies. El cerebro analiza cada zona del organismo de forma selectiva y puede alertar al individuo respecto a cualquiera de ellas en función de si se ha detectado algún suceso de daño (por sensores) o de si existen expectativas de inminencia nociva por información experta validada.

Sucede lo mismo con el núcleo sensitivo del trigémino. Parece que fuera una estructura exclusiva, distinta al asta posterior de la médula (su equivalente para el resto del organismo). Ambas estructuras son el asiento de la puerta de entrada, donde como hemos visto se ejerce una acción de control sobre las señales de daño por parte del cerebro. Este control se establece para todas y cada una de las zonas de la "comunidad" y la modulación sobre señales de daño utiliza los mismos mecanismos (y por tanto las mismas moléculas).

La cabeza no tiene ninguna condición de fragilidad o vulnerabilidad que justifique la activación jaquecosa, desde un punto de vista biológico. Es impensable que la naturaleza haya seleccionado cerebros que muestren una tendencia al disparo fácil y variopinto de la respuesta inflamatoria (lo mismo vale una variación meteorológica, una hormonal, la falta de sueño, el chocolate o un fruto seco). Lo único que se ha seleccionado es un cerebro capaz de recibir una ingente cantidad de información sobre interiores, que incluye las sucesivas instrucciones con las que la vigilancia cualificada ha ido conformando las expectativas de daño.

Oficialmente no se hace ninguna consideración sobre la ventaja evolutiva que debería producir la gran incidencia de jaqueca en las mujeres. Sería interesante cualquier tipo de especulación darwiniana sobre la reducción habitual de jaqueca en los embarazos, su frecuencia en la menstruación (y en menor medida en la ovulación) y la discutible aparición de la jaqueca femenina cuando el varón solicita la perpetuación de sus genes, por no citar las tres variantes de jaqueca en el coito (casi exclusivamente en el varón). Cualquier referencia a influencia genética debería ir asociada a algún tipo de análisis evolutivo en los tiempos que corren (Darwin escribió *El origen de las especies* en 1859), pero no es posible encontrar ningún indicio de este tipo de consideraciones en la doctrina oficial.

Tampoco existen consideraciones sobre mecanismos de selección de ideas. Si bien es mucho menos conocida, existe una corriente de opinión que reclama la atención sobre la existencia de conceptos o *memes*, que, al igual que los genes, son sometidos a mecanismos de selección, se reproducen, varían y se seleccionan (la definición del diccionario Oxford de un *mem* es: *elemento de una cultura cualquiera digno de ser transmitido por procedimientos no genéticos, especialmente imitación*).

(En los escasos libros que existen sobre memes se utiliza en castellano el término *meme* para referirse al singular. En mi opinión es incorrecto pues dada la intención de su introductor -Richard Dawkins- de buscar la analogía con un gen —gene en inglés es más lógico utilizar la palabra *mem* y no la de *meme*)

En los grupos humanos se seleccionan aquellos memes que demuestran ser más vigorosos. Este vigor no depende de su veracidad sino de su éxito para sobrevivir y extenderse. Cumplen un importante papel de agregación social y se transmiten tanto en la familia como fuera de ella. Las reflexiones de este libro pretenden incluir a los memes de la instrucción oficial como responsables de las decisiones cerebrales vinculadas a amenazas de daño no detectable, por estímulos definidos como nocivos por la información experta. El estrés puede tanto producir dolor de cabeza como quitarlo (especialmente cuando está acoplado a una situación estresante en tiempo real a la que se le da respuesta). Oficialmente tiene adherido un mem facilitador de la jaqueca. Si usted sufre una crisis jaquecosa cada vez que se estresa, puede estar seguro de que su cerebro aloja ese mem del estrés. Si es usted una mujer que padece la típica jaqueca de la menstruación también puede estar segura de que su cerebro ha validado el mem de la variación hormonal femenina como enemiga de la integridad cefálica. Bastaría un ejercicio exitoso de "ingeniería memética" para solucionar el problema, pero afortunadamente no se ha desarrollado todavía la ciencia de la memética para que sus ingenieros nos amueblen las ideas según su criterio. La ingeniería genética ya existe. La naturaleza la dispuso sobre el planeta siguiendo sus propias reglas de Bioética: variación y eficacia. También ha dispuesto un entorno memético con su eficacia y su variación correspondientes. Los memes llevan tiempo entre nosotros extendiéndose por los cerebros y modulando sus decisiones, en aquellas situaciones no predecibles por su condición de no poder producir componentes detectables. Antes les llamaban *mitos*. En mi opinión existe una clara relación entre los memes y la jaqueca y muy poca (y siempre indirecta) con los genes. Si los países desarrollados incluyen muchos más ciudadanos jaquecosos es porque están más desarrollados los memes de la instrucción oficial y no porque su estilo de vida sea más ajetreado e insano (cuestión harto discutible), o sus genes contengan más anomalías.

Hoy en día estamos asistiendo a un florecimiento de dolores de zonas, cada una con su carga de expectativa de daño y su instrucción experta correspondiente. Las "cervicales", los dolores faciales, el dolor muscular generalizado, los dolores en piernas... Se les va poniendo un nombre y se teoriza sobre supuestas patologías precipitadamente, sin considerar nada de lo que en el libro hemos tratado de establecer. Todo ello tiende a configurar una idea de vulnerabilidad que implica prácticamente a todo el organismo. No es raro el dolor en "todo el cuerpo", situación que tiene una difícil explicación biológica. Poco a poco se va abriendo paso la teoría del procesamiento cerebral anómalo en la explicación de dolores crónicos no asociados a lesión demostrable, pero sigue sin marcarse el acento en los contenidos de la instrucción de expertos.

En una situación de dolor e invalidez angustiante como la de la llamada "fibromialgia" se considera que la evaluación catastrofizante del dolor por parte del cerebro es un factor fundamental en su severidad y persistencia (*Pain catastrophizing and neural responses to pain among persons with fibromialgia*. Gracely y otros. Brain, abril 2004), pero se da a entender que la responsabilidad de esta evaluación recae sobre el individuo y no sobre su instrucción. Las intervenciones de los psicólogos cognitivos son fundamentales para lograr el alivio del sufrimiento, pero se echa en falta un análisis crítico sobre los contenidos de las doctrinas vigentes, salvo valiosas excepciones (Hazemeijer, Rasker, 2003; Stephen Ross, 1999).

Los planes de estudio de las facultades de medicina siguen sin incorporar una teorización integral sobre generación de síntomas desde una perspectiva biológica profunda. Se identifica Biología con bioquímica y ADN. Se desconsidera la información o el sentido de la percepción como mensaje cerebral hacia el individuo.

El amplio ámbito de la neurociencia queda limitado en medicina a los capítulos sobre biomoléculas, sacadas del contexto de su función. Se establecen largas cadenas de reacciones químicas, absolutamente incomprensibles, en las que año tras año se van añadiendo nuevos eslabones. Una sola célula tiene varios miles de proteínas de las que conocemos sólo unos centenares. El hecho de que hayamos podido descifrar esos centenares, genera sin embargo la convicción de que cuando tengamos el listado completo, podremos establecer qué moléculas sobran o faltan: la búsqueda de la molécula delincuente. Cualquier suceso debe tener desde el punto de vista "científico" una clara delimitación de responsabilidades moleculares para ser tenido en cuenta por la llamada comunidad científica internacional. Los capítulos sobre "tratamiento" de la jaqueca dedican amplias secciones a la farmacología y agrupan en una sección común a los tratamientos alternativos con vagas referencias al estrés, la ansiedad o la depresión. Realmente es difícil encontrar algún trabajo que sugiera la existencia de factores cognitivos o de expectativas, a pesar de que está ampliamente demostrada su importancia. El amplio debate científico actual sobre redes, dinámica de sistemas complejos o información, apenas encuentra referencias en los artículos y libros de neurología.

La edad de comienzo de la pesadilla jaquecosa es bastante precoz. Desde la primera infancia empieza a engordar la lista de afectados. Este comienzo precoz se interpreta sin ambages como una prueba del origen genético. Creo que es más razonable considerar elementos de entrada de expectativas, en una fase de la vida en la que el cerebro lanza sus sistemas al ensayo-error. La infancia y la juventud son épocas frágiles cognitivamente para este y para muchos otros contenidos. La puesta en escena más precoz del hemisferio cerebral derecho facilita una estrategia más emotiva. Más adelante el cerebro izquierdo aporta su capacidad analítica y reflexiva apoyada en la información de expertos. No es difícil aceptar una exposición emocionada al sufrimiento de otros. La condición solidaria o contagiosa de las emociones facilita el inicio del dolor en uno mismo. La entrada en escena del cerebro izquierdo debería servir para imponer la racionalidad del carácter robusto de nuestra cabeza, pero en su lugar se potencia la dinámica ya iniciada, con la definición experta de cerebro vulnerable genético o estilo de vida inconveniente, o con las reglas de procesamiento que definen al dolor como hecho anómalo, secundario siempre a un suceso de perjuicio.

Lógicamente, un sistema de vigilancia que debe definir primero los peligros y debe hacerlo apoyándose en el ensayo error y en la recogida de información, tiende a cometer los primeros errores por exceso de precauciones y no al revés. Ello produce demasiados avisos hacia el individuo y demasiada convicción en las informaciones sobre peligros. Es mejor confundir una rama con una serpiente que no lo contrario. La función de evitación de daño que evidentemente tiene la pedagogía, valida doctrinas con exceso de alertas y de atribución de todo tipo de perjuicios a componentes cotidianos para los que la naturaleza a través de nuestros genes nos ha dotado de múltiples estrategias de adaptación, sin coste alguno sobre nuestra integridad física. Quizás nuestros genes sean en el fondo responsables de la jaqueca, pero por omisión: no incluyen ningún artilugio para establecer la veracidad de las doctrinas que recibimos. En todo caso cualquier estudio sobre responsabilidad de los genes adolece de un grave defecto: los genes actúan sobre un terreno doctrinal homogéneo (genes, estilo de vida y hormonas). No hay más opciones en el mercado. Suponiendo que las investigaciones sobre gemelos demuestren una acción clara de los genes sobre la jaqueca, se debe entender que esa acción se produce sobre un componente cultural determinado, homogéneo e inmutable (y en mi opinión erróneo). La conclusión más favorable se limitaría a indicar que con una instrucción determinada (la oficial) hay determinados genes que generan cerebros más sensibles a dicha instrucción. Bastaría modificar esta instrucción para eliminar la supuesta presión projaquecosa de los genes supuestamente responsables. Las llamadas medicinas alternativas incurren en los mismos errores ya que dan por sentado que existe una condición anómala a corregir. No son por tanto realmente alternativas a la medicina de las moléculas y el estilo de vida.

En definitiva, la afirmación de que existen genes que empujan hacia la jaqueca a través de la construcción de cerebros sensibles, debe sustituirse por esta otra: puede que efectivamente existan genes que construyen cerebros más crédulos respecto a instrucciones expertas oficiales. Ello aumentaría la probabilidad de engrosar las pobladas listas de jaquecosos mientras persista la teorización actual sobre genes y estilo de vida.

17 MUJERES JAQUECOSAS

> ¿Qué he hecho yo para merecer esto?
> Pedro Almodóvar

ES UN HECHO generalmente aceptado y documentado por estudios estadísticos que la mujer padece más dolor que el hombre. Se han barajado razones biológicas, hormonales, psicológicas y culturales para explicar esta negativa circunstancia. En la jaqueca también se da una mayor incidencia entre las mujeres (l8% frente a un 6%). La doctrina oficial solamente contempla la acción hormonal a la hora de buscar responsabilidades. Ello parece convincente ya que la jaqueca se da con gran frecuencia en torno a la menstruación, cede durante el embarazo y puede que disminuya su incidencia con la menopausia.

Las hormonas sexuales producen poderosos efectos sobre la conducta y, a la inversa, la conducta induce variaciones hormonales. Así la testosterona facilita la agresividad en varones, y el estrés físico y psicológico reduce su secreción. Las mujeres se muestran en general más sensibles al estrés, pero no está bien establecido el papel de los estrógenos. La influencia de éstos sobre la serotonina es asimismo compleja. Existe también interacción entre los estrógenos y determinadas moléculas cerebrales —*neuropéptido Y, galanina*—implicadas en la modulación del procesamiento de señales de daño, y, por lo tanto, en la emergencia del dolor. Las oscilaciones del nivel de estrógenos se acompañan de oscilaciones en los niveles de estos compuestos químicos, implicados en la modulación de la función de evitación de daño. Ello se refleja en una mayor sensibilidad dolorosa a los estímulos nocivos (mecánicos, térmicos, químico-corrosivos) en condiciones experimentales.

Es perfectamente lógico que una situación hormonal femenina de búsqueda de varón modifique la configuración molecular del sistema de evitación de daño, ya que la conducta de búsqueda (tanto de varón como de comida) aumenta la peligrosidad desde el punto de vista biológico. Oficialmente se considera que esta vinculación de los estrógenos con la serotonina, el neuropéptido Y, y la galanina, explica suficientemente la aparición de jaqueca con la menstruación: la condición jaquecosa, consistente en un cerebro sensible a estímulos, se activaría por el desencadenante de una variación hormonal que disminuye el umbral de disparo del dolor.

Cuando se revisa la bibliografía sobre funciones de la serotonina y su relación con los estrógenos lo único que queda claro es que tanto las funciones como la relación son complejas y no predecibles. No es posible ni siquiera contestar de una forma simple a la pregunta general:

—¿Qué hace la serotonina?

Y menos aún a la más específica:

—¿Cuál es el papel de la serotonina en la modulación, transmisión y procesamiento de la información de señales de daño?

En esta y en otras situaciones similares, trato de imaginar cómo una variación hormonal consigue generar una señal en los sensores de daño del interior de la cabeza. Sólo sería posible por química corrosiva actuando sobre sensores de daño normales o por generación anómala de señales de daño, a través de un estado de hipersensibilidad de sensores, producido por la variación hormonal. Las opciones de estímulos mecánicos o térmicos son absolutamente impensables.

Oficialmente se sugiere que la variación de estrógenos influye en la modulación de la serotonina sobre el dolor. Si bien se admite que esta molécula está implicada en la modulación del tráfico de señales de daño, su acción, como sucede siempre con las moléculas que circulan por el sistema nervioso, es compleja y no está suficientemente definida por lo que cualquier afirmación en este terreno es, en el mejor de los casos, aventurada y probablemente simplista. La serotonina tiene un papel en muchas funciones que interfieren con los mecanismos de generación de dolor de una manera compleja (G. Pickering, 2003) por lo que no es posible establecer una acción definida de activación o supresión. Intuitivamente, la menstruación genera una lectura de moléculas "inconvenientes" que pueden influir negativamente sobre el interior. Sucede algo parecido con los "gases" y otros componentes de la digestión. Se produce una interpretación incorrecta de "contaminación" interior, expresada por los investigadores como "modulación".

Los estrógenos poseen la capacidad de influir sobre el ajetreo neuronal (y viceversa) y sus vaivenes acarrean lógicamente oscilaciones de los estados neuronales. La modulación de la alerta a daños tampoco se escapa, y ello permite que se detecten, junto a las oscilaciones de los estrógenos en la menstruación, cambios en la concentración de algunos intermediarios moleculares (neuropéptido Y, galanina) que a su vez influyen sobre otros mediadores químicos que facilitan la respuesta inflamatoria (péptido relacionado con el gen de la calcitonina). El neuropéptido Y es una molécula que aumenta la tolerancia al estrés. Los soldados entrenados para el combate extremo (boinas verdes, etc.) disponen de una tasa alta, lo cual les hace valientes y atrevidos frente a la expectativa de daños. Las mujeres tienen tasas más bajas, lo que les hace más precavidas y recelosas frente a la aparición de daños, pero ello en ningún modo explica la aparición del dolor o la inflamación, sino que, simplemente, rebaja algo el nivel de disparo del dolor ante *estímulos de daño* (mecánicos, térmicos, químico-corrosivos y, añadiríamos nosotros, informativos). Las oscilaciones de estrógenos se acompañan de oscilaciones de neuropéptido Y, pero ello no es suficiente para explicar la jaqueca (lo mismo que el aumento del citado neuropéptido, no les protege de ella); se limitan a explicar una mayor sensibilidad al daño, caso de que éste se llegara a producir.

Sinceramente, creo que las hormonas tienen unas acciones muy concretas, ajustadas a objetivos biológicos muy concretos. No veo qué relación pueda existir, con sentido biológico adaptativo, entre una fecundación frustrada y una activación defensiva inflamatoria violenta como la jaqueca, cuyo sentido es el de proteger la integridad física de la cabeza.

Biológicamente tiene sentido que la expectativa de la fecundación configure un estado cerebral distinto, con sus variaciones moleculares correspondientes. El objetivo sería optimizar tanto la fecundación como la evitación de daño, promoviendo tanto la búsqueda de varón, como la protección de la integridad en el empeño (lo mismo sucede al buscar comida). Si no se cumplen las expectativas biológicas vuelven a producirse vaivenes hormonales y neuronales adaptados a la nueva situación. No parece razonable una activación preventiva del sistema de evitación de daño inminente (es decir la inflamación) en la cabeza por no haber conseguido un varón adecuado.

¿A tanto puede llegar la cólera de la progesterona despechada?

¿Hace bien nuestro cerebro en activar el sistema inflamatorio, ante lo que pueda suceder?

¿Ha previsto sabiamente la naturaleza que las mujeres golpeen su cabeza contra las paredes con cada despecho, y por ello activa la inflamación para tratar de disuadirles y forzarlas así a la fecundación en la próxima oportunidad?

Prefiero las lecturas "extrañas" de este libro. Si el cerebro está instruido para considerar la menstruación como una situación que fragiliza o hace más vulnerable a la mujer, y que la cabeza se convierte en un sitio fácilmente afectable, no dudará en advertir a la "usuaria" que tenga cuidado con la cabeza cuando se aproxime la menstruación, no sea que se dañe. A partir del desliz del primer dolor se instaura el lamentable círculo vicioso, ya conocido.

Fuera de los días de la menstruación, las mujeres siguen teniendo más jaquecas que los hombres. No resulta difícil sospechar por qué, desde los supuestos que defendemos en este libro. La catalogación arbitraria del organismo femenino como frágil, sensible y vulnerable facilita el camino hacia estrategias cerebrales de mayor prevención de daños, con lo peligroso que resulta esto con la instrucción reinante. La cabeza tanto por fuera como por dentro es igual de dura en el hombre y en la mujer. Los dispositivos de protección y vigilancia son idénticos. Sólo la definición experta de organismo femenino le confiere una vulnerabilidad real, pero no frente a daños, sino a jaquecas, que, como ya sabemos, se generan por instrucción irracional. El contenido de la instrucción sobre vulnerabilidad es más irracional cuando se dirige a la mujer que al hombre. Genéticamente puede que la mujer tenga una mayor tendencia a la facilitación de conductas de evitación de daño físico y esté más alerta frente a los peligros, pero eso no basta para la construcción de jaquecas. Dicha constitución es una condición facilitadora de la jaqueca si se expone el cerebro a una instrucción determinada.

Hay un aspecto que a mi entender es importante considerar: la forma en la que los demás valoran la aparición reiterada de jaqueca en la mujer. Maliciosamente se ha interpretado la jaqueca como una excusa o como una exageración. Las mujeres jaquecosas habitualmente hacen esfuerzos para no perturbar a los demás. Se tragan el dolor e intentan proseguir con sus actividades o compromisos. Muchas veces las actividades son propias (de su sexo) y los compromisos son ajenos (del otro sexo).

Espero que haya quedado suficientemente claro a estas alturas del libro que la jaqueca es una comunicación del cerebro hacia el individuo, y que cuanto más empeño muestre el "usuario" en desatender las decisiones cerebrales, más dolor recaerá. Una mujer enfrentada al dilema de salir a cenar o de viaje con la pareja y con la jaqueca (realmente es un trío infernal) o quedarse en una habitación oscura en su casa, probablemente optará por salir, contrariando así a su inquieto cerebro. En ningún caso debe interpretarse el comentario de "me duele la cabeza" como excusa, ni mucho menos debe la mujer considerarse una aguafiestas.

El responsable del trastorno es el cerebro que está preocupado por los riesgos teóricos de daño. Debemos ver nuestro cerebro como lo que es: una estructura vigilante y protectora que evalúa continuamente nuestras acciones y proyectos, y nos trasmite sus emociones o temores. El cerebro femenino está más preocupado por daños, tanto por genes como por la instrucción de género recibida, que lo define como frágil, sensible, voluble y vulnerable, especialmente en situaciones de variación hormonal. Puede que las mujeres sean genéticamente más vigilantes que los varones, pero los contenidos de la vigilancia no deberían referirse a riesgo de daños internos cefálicos sino a los derivados de sus funciones de crianza (uterinos en la gestación y del lactante cuando ya ha nacido). El desprendimiento de la mucosa uterina cuando no ha habido fecundación no debería definirse como un estado de probabilidad de daño en ninguna zona del organismo, sino todo lo contrario, ya que se anularía la situación de fase peligrosa (la búsqueda de varón, como la de comida, aumenta los peligros).

18 UNA EXTRAÑA OMISIÓN

ES UN HECHO sólidamente establecido que las expectativas, las ideas, los temores, y otros elementos cognitivos o emocionales, son poderosos activadores por sí mismos del dolor. Hay suficientes estudios experimentales como para asegurar que el temor al daño, o, mejor dicho, la incertidumbre de daño, puede provocar por sí misma dolor.

Continuamente he estado repitiendo a lo largo del libro "lo excesivo mecánico, térmico o químico-corrosivo". Son los únicos estímulos que pueden generar dolor experimentalmente, en organismos sanos. Aunque me he referido también continuamente a la expectativa como elemento causal del dolor, la he citado siempre aparte. Realmente debería formar parte del grupo anterior y convertir el trío en un cuarteto. Los físicos y biólogos teóricos consideran a la información como una forma de energía, la más poderosa de todas. Consigue con una mínima dosis inducir grandes acciones. Un mensaje supone desde el punto de vista energético una dosis despreciable, pero puede inducir respuestas de gran trascendencia. Todas las múltiples reacciones químicas posibles en un sistema con alta diversidad de moléculas, se seleccionan a golpe de información. Las moléculas deben competir para establecer reacciones con las vecinas. Si hay un tono ambiental enérgico (altas temperaturas o presiones), sólo existen aquellas que sobreviven a esa condición extrema. A medida que va cediendo la alta temperatura o presión, aumenta la diversidad, con lo que la posibilidad de ligar con moléculas vecinas se va desplazando a las que demuestran mayor afinidad por criterios de la distribución de cargas en el espacio.

En un ambiente en el que el dinero es preciso para el triunfo, sólo los poderosos consiguen la subsistencia. Con el tiempo la prestación del dinero va siendo sustituida por capacidades o virtudes específicas. Acaban seleccionándose las habilidades y la inteligencia, es decir la información para saber... ¡cómo conseguir dinero!

Hay objetos que se resisten a que los abramos a golpes de energía ignorante. Los golpeamos y retorcemos aleatoriamente sin éxito, aumentando en cada intento el vigor de nuestras acciones. Finalmente aparece alguien que dispone de la información oportuna y con un miserable (energéticamente hablando) acto, consigue abrirlo. La información llevada a su extremo consigue incluso eludir ese pequeño gesto energético. El cerebro humano está especialmente desarrollado para recibir información de otros. Es imprescindible para poder abrir sin violencia los innumerables objetos, con dispositivos de apertura que de otra manera se nos resistirían. El cerebro es una masa de consistencia gelatinosa poblada de billones de pequeñas corrientes. Como energía, esta agitada actividad eléctrica es despreciable. El cerebro no da calambre. La electricidad anda por todas las células del organismo, no sólo en el cerebro. En las membranas se producen campos eléctricos de 20 millones de voltios (un relámpago produce campos de 1 millón), pero limitados al espesor de dicha membrana. A pesar de todas estas furiosas descargas y la necesidad de generarse todos esos billones de pequeñas chispas, el consumo de electricidad de todo el organismo equivale en un día normal al de una bombilla de 60 vatios (Guy Brown. *La energía de la vida*). Esto es así porque se ha conseguido evolutivamente el triunfo de la información biológica sobre la energía.

Esta información lógicamente es analizada para seleccionar las respuestas más adaptativas. Ante informaciones que activan la expectativa de daño, el cerebro ordena las modificaciones oportunas para preservar la integridad de cualquier zona potencialmente amenazada, según esas informaciones. Estas modificaciones de prevención consisten en colocar los dispositivos de vigilancia en "alerta" de diversos colores, hasta llegar a la "alerta roja". Se sensibilizan tanto los sensores internos como externos (sentidos). Lógicamente, el individuo también debe ser alertado, pues toma decisiones dirigidas a su propio interés que pueden implicar una amenaza potencial. Por ello aparece la percepción dolorosa, una construcción cerebral inteligente, con múltiples ingredientes cuya función es comunicar o bien sucesos de daño previamente detectados, o sólo expectativas. La incertidumbre sobre la capacidad de perjuicio del estrés sobre la cabeza, por ejemplo, se puede resolver de dos maneras: perjudica o es totalmente inofensivo. La teoría oficial tiende a establecer la primera opción:

- —Es cierto que perjudica.

Se refuerza así el error inicial de la afirmación. En este libro se propone la segunda opción: el estrés no contiene ninguna capacidad de generar daño agudo en la cabeza, por lo que no tiene sentido biológico la activación del sistema inflamatorio cuando está presente. Tiene menos sentido aún si dicha inflamación se activa de forma retardada.

Todos los sistemas automáticos necesitan un componente llamado "detector de error". Imagine una máquina que lanza flechas a una diana. Si se pretende que estas flechas caigan lo más cerca posible del centro, se necesita un detector del error de cada disparo para informar si la máquina dispara erróneamente a la izquierda, derecha, arriba o abajo. Una vez detectado el error, se pone en marcha un sistema de corrección que modifique el siguiente disparo. Es la llamada retroalimentación negativa. Permite adaptaciones rápidas y eficaces a situaciones cambiantes. Con el modelo oficial de la jaqueca, el error sólo existe (por definición) en el individuo y el cerebro trata de detectarlo entre estreses, genes, hormonas, cacahuetes, chocolates y cambios de tiempo. Si se señala cualquier transgresión como causa de la jaqueca, el cerebro penalizará cada vez más al individuo pues éste comete el error de repetir la transgresión. El error se ha localizado en la conducta del individuo. El cerebro no está instruido en detectar el error en las informaciones que recibe de los expertos. Ni siquiera el cerebro de los propios expertos, al parecer puede defenderse de ellas: en un estudio de prevalencia de jaqueca en neurólogos (Randolph Evans, 2003) un 34,7 % de los asistentes varones a un curso sobre dolor de cabeza habían tenido alguna jaqueca en el último año y un 58,1% entre las neurólogas. La prevalencia de jaqueca era aún mayor entre los neurólogos especialmente dedicados al tratamiento del dolor de cabeza: 59,3% para los varones y 74,1% para las mujeres. La prevalencia en la población general es de 6% para los varones y 18% para las mujeres. A la hora de sacar conclusiones los autores del trabajo confiesan su incapacidad para explicar estas sorprendentes cifras. Desde la doctrina que aquí tratamos de exponer no hay nada sorprendente en este hecho sino todo lo contrario: cuanto mayor sea la impregnación de la doctrina oficial mayor es el riesgo de padecer jaquecas.

La doctrina oficial señala al propio individuo como diana de la búsqueda del error y no considera a la propia instrucción. De esta manera, el cerebro está condenado a una búsqueda infructuosa entre los hábitos y no es probable que se dedique a detectar sus propios errores doctrinales a no ser que se consiga desacreditar el conjunto instructivo. Con nuestro modelo tratamos de eliminar la lista de sospechosos como desencadenantes y situar como único elemento a considerar a la propia instrucción.

La incertidumbre de daño sobre el agua de nuestro grifo se elimina recuperando la confianza en que es potable y no penalizando cada sorbo argumentando que es un agua incierta y consiguiendo eliminar por fin la incertidumbre bebiendo sólo agua embotellada. Por encima de todo, no cometiendo el error de establecer que el agua no es potable porque nos produce asco el intento de beberla.

Experimentalmente se pueden provocar dolores con información engañosa, siempre que esta se refiera a daños potenciales. Esto implica la misma evidencia que la que se concede a un martillazo, una alta temperatura o una sustancia corrosiva. Ya hemos dicho que lo que activa los sensores (en su configuración normal) no es una determinada energía sino un suficiente nivel de intensidad de cualquier energía, aquella que pone en riesgo de lesión inmediata a la zona afectada. El calor sólo activa el dolor a partir de los 45º, los estímulos mecánicos a partir de una determinada energía mecánica y las sustancias corrosivas a partir de una concentración determinada. La instrucción sobre daños, no activa directamente el dolor. Sólo si se produce una información de suficiente convicción (cerebral) se derivará la percepción hacia el individuo. Si le resulta un poco extraño admitir esto, sustituya el dolor por la percepción de miedo. Sólo aquellas informaciones que produzcan suficiente convicción cerebral sobre las amenazas que contienen, generarán hacia el individuo la percepción de miedo. Este miedo lógicamente no activaría ningún sensor periférico, sino que se limitaría a sensibilizarlos. El miedo se extendería directamente del cerebro hacia el individuo. No se produciría una percepción por activación de unos supuestos sensores de miedo que lógicamente no existen. La teoría oficial sobre la jaqueca sitúa el origen del dolor en los sensores de daño (a los que sigue llamando sensores de dolor), sin considerar en ningún momento las expectativas cerebrales de daño ni por supuesto las informaciones que las generan.

Diseñar un experimento sobre dolor y estímulos mecánicos, térmicos o químico-corrosivos es sencillo una vez que se ha conseguido al "voluntario". Podemos establecer el inicio, duración, modalidad, intensidad y localización del estímulo nocivo. Estudiar el efecto de las informaciones es mucho más complejo y no es posible manipular la información con la misma fiabilidad que la temperatura, la presión o la concentración química de una sustancia (afortunadamente). El prolongar la duración del discurso o el volumen de la voz no necesariamente aumenta la credibilidad cerebral (aunque en ocasiones da la impresión de que muchos están convencidos de lo contrario).

Todo esto está demostrado, pero en los manuales y artículos científicos sobre jaquecas no se cita a la información por ningún lado. La lista de elementos considerados en la génesis de las jaquecas es muy larga: frutos secos, chocolate, hormonas (femeninas) alcohol, tabaco, analgésicos, hambre, sueño, exceso de sueño, frío, deporte, estrés, cambios meteorológicos...

No se citan las expectativas. En realidad, toda esa lista de sospechosos no es sino la lista de elementos señalados por la instrucción como tales. En un reciente estudio en el que se revisan extensamente los desencadenantes y los "tratamientos alternativos" se cita brevemente a la "terapia cognitiva" (en su versión asociada al conductismo); en ningún momento se considera a la información experta como un posible desencadenante (Pozo-Rosich, P., Kranion 2003; 1527).

No espere encontrar ningún concepto de los aquí expuestos en la instrucción oficial. Sin embargo, no le resultará difícil verlos comentados en los trabajos de biólogos, neurofisiólogos, psicólogos experimentales, psicólogos cognitivos, informáticos, físicos...

Hay una cuestión trascendental: la fiabilidad.

¿A qué instrucción concede el cerebro fiabilidad?

¿Cómo puede saber qué doctrina o argumentación es válida? No lo sé. Yo sólo conozco mis convicciones y las de otros. Intento argumentar lo mejor que puedo e intento trasladar a su cerebro mis certezas. Creo que esa es mi responsabilidad como profesional de un sistema público.

En cualquier caso, en la instrucción oficial se produce una extraña omisión. Desde niveles muy primitivos de la evolución del sistema nervioso encontramos un circuito de tres neuronas. La primera analiza el estímulo y conduce su señal a la segunda donde es analizado, generándose en esta segunda neurona una decisión que se comunica a una tercera, encargada de ejecutar la respuesta. Este esquema se da por ejemplo en los sistemas de seguridad. Hay un conjunto de sensores que detectan determinados impactos. Transmiten su señal a un segundo segmento que procesa esas señales y las cataloga (viento, gamberro, ciudadano apoyado sobre el capó, ladrón, impacto violento...). Según el análisis del procesador se deriva una orden al tercer elemento: "lo de avisar metiendo un ruido insoportable". En el esquema oficial de la jaqueca queda desdibujado el papel de la segunda neurona y no existe prácticamente el de la tercera. Se desarrolla ampliamente la teoría de los sensores hipersensibles (primera neurona) centrando en ese hecho prácticamente toda la génesis de la crisis. Se admite que estos sensores se encuentran en ese estado de hiperexcitabilidad por órdenes (anormales, paroxísticas) de centros de rango superior y ahí se acaban las reflexiones. No hay ninguna consideración sobre la existencia de una decisión cerebral ni sobre los contenidos de interpretación que acompañan a cualquier acontecimiento neuronal. Se considera que el dolor se deriva directamente de los sensores hipersensibles y no desde la "matriz cerebral del dolor" que es donde se producen las condiciones necesarias para su activación. El cerebro no merece aparentemente ninguna consideración como posible responsable. En el mejor de los casos se le conceden influencias poco matizadas relacionadas con la depresión o la ansiedad.

El cerebro humano es, sin embargo, el punto más alejado del espacio-tiempo en la dirección de la flecha evolutiva de la complejidad, representada esquemáticamente por "la segunda neurona". Está dotado de más certezas que el de otras especies, pero tiene un punto frágil. Su dependencia de las sucesivas instrucciones que recibe. No distingue bien lo que es legado cultural del biológico. El cerebro está obligado por imperativo genético a respetar la información de expertos, pero no sabe de cuáles. Lamentablemente los médicos no compartimos las mismas convicciones en cuestiones importantes. La instrucción oficial nos alerta sobre el estrés, las hormonas, los genes, la meteorología, el chocolate y los frutos secos. Nos roba la confianza en nuestras trabajadas, controladas y eficientes moléculas, en nuestros minuciosos sistemas de control. Basta asomarse a la biología molecular con una sencilla actitud de asombro para tener la tranquilidad más absoluta de que estamos vigilados y protegidos y que seremos racionalmente avisados si algo sucede.

Basta también con asomarse a la información que recibimos como futuros médicos o como ciudadanos para comprobar que se desconsideran aspectos básicos del trabajo cerebral. La investigación sobre jaqueca intenta contestar a la cuestión de ¿qué es la jaqueca? en términos de qué moléculas de las implicadas pueden ser inconvenientes y deben ser neutralizadas. Si se plantea el por qué de la jaqueca se contesta asimismo que la causa reside en la presencia de unas determinadas moléculas relacionadas con la inflamación que no deberían andar por allí. La última de estas moléculas es el "péptido relacionado con el gen de la calcitonina". Se ha diseñado una prometedora línea de productos que bloquearán su acción de sensibilización de los sensores y por tanto será inicialmente eficaz en muchos casos de crisis jaquecosas (Olesen. New England ll. Marzo 2004).

La Química cerebral es una química reflexionada momento a momento. Cada molécula tiene un vida efímera. Tan pronto como se libera por la neurona, se destruye. La química dura lo que dura la decisión cerebral previa. Si el cerebro cambia de opinión cesa al momento su secreción. Por ello la cuestión no es qué molécula es la responsable sino el por qué o para qué se ha ordenado segregarla.

El para qué o el por qué no tienen cabida en el contexto de la doctrina oficial. Se sustituyen por el omnipresente ¿qué? Se supone tácitamente que todos estos "qués" deben ser rellenados exclusivamente con moléculas si se quiere ser rigurosamente científico. La única variación admitida es la de la famosa lista de desencadenantes.

Podríamos igualmente hacernos preguntas sobre la lluvia:
—¿Qué es la lluvia?
—Agua
—¿Por qué llueve?

—Porque se juntan dos átomos de hidrógeno con uno de oxígeno.

—¿Para qué llueve?

—Para producir ríos.

Realmente esta última pregunta no tiene sentido. La lluvia no tiene intención de rellenar los cauces de los ríos ni de aplacar la sed de los seres vivos. Son estos los que tienen que organizarse para sobrevivir en un medio que contiene agua, tanto en su interior como en el exterior.

Las mismas cuestiones surgen a la hora de considerar unas moléculas como los neurotransmisores:

—¿Qué es la serotonina?

—Un neurotransmisor.

—¿Por qué se libera por una neurona para que la siguiente reaccione?

—Porque el potencial de acción la libera de los depósitos cercanos a la zona de conexión (sinapsis).

—¿Para qué sirve?

—Para producir jaqueca (en este caso).

La pregunta del "para qué" tampoco tiene sentido. La serotonina no tiene funciones concretas. Ningún nivel neuronal tiene intención respecto a los siguientes. Se limita a contener prestaciones potenciales si sus beneficiarios se organizan para extraer ventajas de su presencia ineludible en el interior de un grupo selectivo de neuronas. Los peces no existen para cumplir la función de dar sustento a los pescadores. Evidentemente lo que establece el "para qué" es el receptor, el que ha sabido sacar partido de la situación de ambiente serotonínico.

La fórmula para extraer beneficio de las condiciones del entorno proviene tanto de la información de los genes como la de la experiencia y la transmisión cultural. La terapia oficial en la jaqueca dirige sus esfuerzos a neutralizar determinadas "acciones" de la serotonina o de cualquier otro tipo de moléculas indeseables, etiquetadas de "amigas de la jaqueca".

Este enfoque resulta desconcertante. Sería equivalente a sugerir el uso de fregonas para mantener seco el suelo, sin plantearse ninguna reflexión sobre las causas (el grifo del lavabo está abierto y el tapón puesto) ni los motivos (por ejemplo: "puede que corten el agua: lo vienen diciendo insistentemente").

La información genética cumple bien su cometido y selecciona dispositivos capacitados para moverse bien en un ambiente interno con serotoninas y otro externo masivamente cambiante, con múltiples elementos. La serotonina puede convertirse en un magnífico aliado si tanto el soporte genético, biográfico o bibliográfico son los correctos. El primero es el más fiable. El segundo depende de la incidencia forzada o fortuita de sucesos y el tercero es el más peligroso. Somete al individuo (incluidas sus serotoninas) al dictado de sus contenidos.

Sorprende por tanto que no figure la información como elemento a considerar entre los animadores de la tortura jaquecosa. Sorprende más aún cuando en esta lista de enemigos, figuran elementos tan irrelevantes como los frutos secos o las hormonas femeninas. En lugar de prevenirnos contra la información se nos anima a empaparnos en ella:

"¡Instrúyase!"

Realmente es lo que yo pretendo. Pero, llego tarde. El edificio de las convicciones está completado y, debo coger el mazo para derribar tabiques innecesarios presentados como paredes maestras. Espero haber conseguido eliminar algunos. Le queda tarea por delante si es usted un jaquecoso (o más probablemente una jaquecosa). Déjese llevar por la curiosidad y hágase preguntas. Buenas preguntas como las que se hacen los Físicos o los Filósofos a lo largo de la historia de la humanidad. Incluya unos cuántos "por qués" y otros tantos "para qués". Las buenas respuestas no siempre están a la vista y hay que buscarlas, haciéndose cada vez más preguntas. Hay que mejorar las preguntas. Eso nos llevará directamente a las respuestas correctas, siempre que no ceje en el ensayo error. Equivóquese siempre pero cada vez menos.

En este tema hubiera sido mejor quizás que no hubiera tanta información de expertos. Lo siento, pero es tarde para cambiar de especie. Los seres vivos tenemos nuestra particular capa biológica informativa. Algunos biólogos la denominan la "infosfera". Estamos inmersos en ella, lo mismo que en otras capas de la biosfera. Esta infosfera contiene muchas informaciones útiles sobre enfermedades, pero debemos ser más cautos a la hora de recibir información sobre el sufrimiento en ausencia de enfermedad demostrada. En estos casos probablemente sería mejor que no hubiera habido ninguna información experta. No me resisto a citarle una pequeña anécdota de la consulta:

19 LA MULA, LA CEBADA Y EL TRIGO

Tuve un día en la consulta a una pareja de ancianos. Ella era la paciente. Le dolía la cabeza y, tras valorar los síntomas y la exploración, intentaba sin éxito explicarle que no tenía ninguna enfermedad en su cabeza. De la forma más asequible que pude traté de explicarle contenidos similares a los de este libro adaptados a su condición de abuela, en este caso, además, analfabeta.

Después de un buen rato de intentarlo desistí e intenté tranquilizarla confesándole mi incapacidad para transmitirle mis mensajes y pidiéndole que sólo se quedara con el más importante.

—No tiene usted nada, abuela.

—Entonces ¿por qué me duele?

El abuelo, que había permanecido callado hasta entonces, comentó sin darle mayor importancia:

—Es muy sencillo doctor. A mí no me ha dolido nunca la cabeza. Yo en la cabeza sólo he tenido a la mula, la cebada y el cielo. ¿Cómo iba a dolerme?

20 EL DOLOR PSICOLÓGICO

Es un concepto que convendría matizar, por su indefinición. Algunos pacientes interrumpen las explicaciones en la consulta para comentar:

—O sea, que el dolor es psicológico.

Este comentario me plantea serias dudas sobre el grado de comprensión que he conseguido. Cada paciente se refiere a matices distintos, pero generalmente quieren decir que consideran que el dolor se produce a consecuencia de "darle muchas vueltas a la cabeza". A pesar de que se intenta continuamente explicar justamente lo contrario, no es siempre posible evitar esta manera de interpretar los contenidos de este libro cuando se exponen, de forma más condensada, en la consulta. En el fondo de este comentario subyace la idea de que la mente es una entidad inmaterial, desgajada del resto del organismo, dedicada a los afanes del individuo consciente. Antonio Damasio (*La sensación de lo que ocurre*, 48-50) señala acertadamente las carencias de la propia ciencia cognitiva al construir una doctrina mental. Estas carencias serían: la falta de una lectura adaptativa darwiniana, la ausencia de la referencia de la actividad mental al mantenimiento de las condiciones internas propias de la vida (la llamada homeostasis) y la falta de inclusión de la mente en la idea de organismo. Por ello el concepto "psicológico" es confuso y debe ser precisado si lo vamos a utilizar, especialmente si nos estamos refiriendo a un tema como el del dolor.

No existen dolores psicológicos contrapuestos a los dolores físicos. El dolor, como la sed, el hambre, el frío o cualquier otra sensación (cualia), no es clasificable. Solamente puede establecerse una enumeración de causas que lo pueden activar. En este terreno de posibles causas es donde podemos separar las físicas (energías peligrosas) de las "psicológicas" (expectativas de daños). Independientemente de estas causas lo fundamental es el cualificar al dolor como racional (el que presta una ventaja biológica) o irracional (que no presta ninguna ventaja o incluso anula una función biológica sustancial como la evitación del daño).

Sucede lo mismo con el miedo: los hay racionales e irracionales. Todas las percepciones (sed, hambre, cansancio, etc.) pueden aparecer sin que exista en ese momento una condición peligrosa en el organismo que las justifique. No hace falta que en ese momento se esté produciendo deshidratación, desnutrición o agotamiento de la reserva energética de los músculos. También podríamos catalogarlas como "psicológicas",,, pero realmente no tiene mucho sentido hacerlo.

"O sea, que mi sed es psicológica" es un comentario correcto,, pero suena raro. Prefiero clasificar estos síntomas o percepciones como racionales o irracionales, según su relación con aquellas situaciones para las que la evolución las ha diseñado. Una sed o un hambre racional sería una percepción que aparece cuando nos acercamos a una zona peligrosa de deshidratación o desnutrición y una sed o hambre irracional sería aquella que aparece en ausencia de dicha situación peligrosa. En la mayoría de los casos no tiene trascendencia inmediata la aparición de una percepción irracional pues le damos respuesta de neutralización inmediata y se calma fácilmente,, pero sigue siendo irracional desde el punto de vista biológico. En estos casos se trata de hábitos más o menos inofensivos, con cierta carga de adicción. Son irracionales, biológicamente,, pero correctos culturalmente. Una sed psicológica por tanto sería para mí una sed irracional (biológicamente). Un dolor psicológico también sería para mí un dolor irracional. La jaqueca, evidentemente, es para mí un dolor irracional,, pero si lo defino también como "psicológico" se introduciría una confusión indeseable.

La evaluación que acompaña a las percepciones irracionales suele ser generalmente bastante exagerada y terrible:

—Me muero de sed, me muero de hambre, estoy agotado.

Todos entendemos que no deben tomarse en sentido literal.

El jaquecoso también utiliza expresiones desmesuradas. Siguen siendo exageradas como corresponde a una percepción irracional,, pero, a diferencia de lo que sucede con la sed o el hambre, corresponden a un sufrimiento extremo por lo que deben ser respetadas.

"Me va a estallar la cabeza" es una expresión literalmente exagerada, dado que no existe tal posibilidad, pero debe ser aceptada cultural y socialmente como válida.

Al referirme continuamente a la aparición de jaquecas por expectativas, algunos pacientes confunden cerebro con su módulo consciente (el individuo o usuario). Lo consideran la misma cosa y optan por considerar que la jaqueca acude porque pensamos en ella. Creo que he insistido suficientemente sobre esta confusión. Le hemos dedicado un capítulo entero (*El cerebro no es su mayordomo*) pero siempre se corre el riesgo de malinterpretar los conceptos si no se diferencia claramente el mundo cerebral inconsciente del consciente individual. Aprovecho la ocasión para recordárselo. También le recuerdo que esta diferenciación la estamos aplicando estrictamente a los asuntos del interior. En los asuntos "externos" la separación entre cerebro e individuo no me parece clara ni aconsejable.

Si aceptamos que la ansiedad, la inquietud, la angustia, el desánimo o cualquier otra condición psicológica negativa puede generar jaqueca, debe entenderse que nos estamos refiriendo a ansiedades, inquietudes o desánimos cerebrales, muchas veces limitados al plano inconsciente. Si existe ansiedad consciente por parte del individuo y ésta repercute sobre la jaqueca, debe interpretarse que el cerebro aplica un código que atribuye a la ansiedad del individuo un potencial sobre la integridad física de la cabeza. Esto produce desasosiego cerebral (con la consiguiente sensibilización de sensores y notificación al individuo) y puede desencadenar así una jaqueca. El cerebro tiene sus propias angustias y el individuo las suyas. Si se produce un descenso de la cifra de glucosa, las células sufren una modificación que las aleja de la norma vital. Esta modificación de alta carga biológica (riesgo de muerte celular por hipoglucemia) es una emoción celular que produce (una vez detectada) una respuesta automática de los mecanismos de regulación homeostáticos. Estos cambios son "sentidos" por el cerebro y se extienden muchas veces al individuo consciente en forma de sensaciones variables. Las sensaciones cerebrales y las conscientes no se producen simultáneamente. Todas las variaciones internas pasan desapercibidas para el individuo. Si notamos un relativo descenso de la glucosa cuando llevamos varias horas sin comer, debe interpretarse que existe un estado de alerta frente al hecho de "llevar varias horas sin comer", y no que nos aproximamos a una zona peligrosa para nuestra integridad.

Si la ansiedad produce dolor, entiendo que es la ansiedad cerebral por la aparición de un daño físico la responsable del dolor, a través de una orden de alerta que coloca a los sensores de daño en posición hipersensible y no que la ansiedad del individuo por una situación psicológica cualquiera, produce directamente esta misma modificación. Sólo las codificaciones (por instrucción) sobre efectos físicos del estrés convierten la ansiedad consciente del individuo sobre cualquier cuestión en ansiedad cerebral sobre repercusiones físicas. Los distintos niveles del sistema nervioso son solidarios en el sentido de que comunican su estado de "inquietud" y reproducen en los otros la misma situación, en un formato específico para cada nivel. No podemos especular sobre el grado y tipo de "sentimiento" de los sensores, los centros de relevo, la puerta de entrada o el propio cerebro. Nos limitamos a constatar nuestro propio sentimiento, pero en cada caso se producen mensajes entre todos los niveles que interactúan. Lo peligroso en la jaqueca es que estos mensajes de inquietud sólo pueden amplificarse, porque siempre se aplica una evaluación negativa y equivocada. Existiría una dinámica de crecimiento similar a la de los bulos, que aumentan la carga alarmista a medida que se produce un relevo en su transmisión.

En realidad, estamos hablando del desasosiego que Aladino captaba en el cerebro del jaquecoso cuando quería acceder a su deseo de conocer el origen de la crisis dolorosa. La presencia de las moléculas de la inflamación es la expresión del temor cerebral al daño.

Si bien es cierto que el cerebro tiende a establecer relaciones de causa-efecto entre múltiples componentes del entorno, esto sucede en una fase inicial. En principio, todo puede estar relacionado con todo y nuestro cerebro y el de cualquier animal intenta establecer las relaciones de causa a efecto que se producen entre los distintos estímulos y la aparente integridad de nuestro organismo. Cada exposición a un suceso es evaluado en función de la percepción de bienestar o malestar que le acompaña para considerarlo como un suceso negativo o positivo. A base de un exhaustivo ejercicio de ensayo-error, vamos codificando los escenarios por los que nos movemos, como responsables de estas percepciones. Ya hemos indicado los problemas para establecer relaciones fiables de causa-efecto entre sucesos externos y consecuencias internas. Las únicas referencias de que disponemos en estos casos son la percepción y la información. La instrucción oficial establece un amplio catálogo de posibles relaciones entre el dolor de cabeza y todo tipo de elementos externos e internos. Los factores psicológicos son los más citados. En ocasiones el dolor aparece acompañando una situación de estrés psicológico por lo que el paciente no puede evitar establecer una relación de causa-efecto entre el estrés y el dolor. Sin embargo, esta relación causal entre los desencadenantes y el dolor no aparece siempre. Si la jaqueca se presenta en situaciones de absoluta relajación (un hecho bastante frecuente y desconcertante para los pacientes) se produce una evaluación cerebral peligrosa:

Si aparece el dolor estando relajado:

—Entonces... es que no son los nervios sino "algo interno", físico.

Es una deducción habitual que también interrumpe las explicaciones en la consulta y me hace ver que no se están interpretando correctamente:

—Muchas veces me empieza el dolor estando tan tranquilo. Es más, a veces me despierta, luego en ese momento yo no estaba pensando en nada como pretende usted.

Estos comentarios se asocian a una sospecha de alguna condición física que explique el dolor en ausencia de estrés. Este falso esquema deductivo anima muchos temores cuando el dolor aparece en vacaciones.

—Tengo dolor y estoy de vacaciones, luego no es un dolor normal. Tendré que mirarme.

El tópico de relacionar al dolor de cabeza con el estrés psicológico facilita por tanto la convicción de anomalía interna cuando la jaqueca aparece en situación de relajación. El individuo puede estar relajado en vacaciones, pero el cerebro puede estar seriamente preocupado por la integridad física y presiona al pobre usuario a que interrumpa sus vacaciones y acuda al médico.

En una ocasión escribió el marido de una paciente a una prestigiosa revista médica de ámbito internacional, para comentar algo que le había sucedido a su señora. Padecía jaquecas y llevaba una época especialmente mala, con dolor a diario. Decidieron irse de vacaciones para así contener el dolor con la relajación, pero no sólo no cedió la jaqueca, sino que se hizo más intensa. Decidieron interrumpir sus vacaciones y volver a su ciudad con la determinación de acudir al neurólogo para buscar una solución. Mientras hacían los preparativos para salir del hotel, unos ladrones le sustrajeron el bolso con un tirón. El marido salió tras ellos y tras una persecución infructuosa se acordó de que había dejado a su señora con el dolor y las náuseas. Volvió apresuradamente y se encontró a su mujer sonriente y sin dolor. No volvió a tener jaquecas. En la carta sugería que se consideraran otros ingredientes en la generación de la jaqueca dado que lo sucedido se apartaba de la dinámica esperada según la teoría habitual, en la que el estrés está señalado como un inductor jaquecoso, pero en este caso se convirtió en el liberador.

En resumen, creo que si no se introduce la precisión de que los factores psicológicos desencadenantes se refieren a factores psicológicos inconscientes cerebrales, referidos exclusivamente a incertidumbre de daños inmediatos, no deben considerarse a los elementos psicológicos del propio individuo como inductores directos en la teorización sobre origen y comportamiento de la jaqueca y en general de todos los síntomas físicos, por la indefinición que ello conlleva y porque distorsionan la correcta evaluación cerebral. Esto no es bueno para el individuo.

21 Excesos de vigilancia (auras)

Todo en esta vida tiene su punto. Si se le va la mano con la sal, adiós guiso.

La vigilancia es una función difícil. Mantener continuamente el punto correcto de la autorización y la prohibición, del premio y el castigo, no es fácil. El cerebro es un maestro en esas complicadas artes. Con mínimas referencias de la realidad -entendida como variación de energías- sabe controlar la situación. Piense en un pianista, un malabarista o en usted mismo conduciendo su coche. No podemos evitar atribuirnos los méritos, pero no se equivoque: el que toca el piano, lanza las bolas al aire y conduce es el cerebro. El individuo es el que lo hace el primer día que pone las manos en el piano, en las bolas o en el volante. Sólo podemos hacer con la voluntad lo que conseguimos en ese decepcionante primer ensayo.

Nuestro cerebro toma las riendas del asunto si previamente autoriza el plan del individuo, y poco a poco consigue ajustar las órdenes a los músculos para desarrollar esas complejas secuencias de movimientos perfectamente sincronizados. La vida precisamente es eso: conjuntos de sucesos perfectamente sincronizados y secuenciados. Asómese un día al interior de una célula y quédese atónito ante el increíble orden de toda la multitud de reacciones químicas que allí se producen.

Todos tenemos nuestro punto flaco, nuestro talón de Aquiles. El cerebro también: si le quitamos esa pequeña dosis de realidad -información de sensores-, puede volvernos locos con sus decisiones.

La información cualificada no es lo mismo que una variación de energía. Ya hemos hablado de sus peligros. Ante la ausencia de datos de realidad el cerebro se agarra a las únicas asas disponibles: *información cualificada y parámetros de la percepción*.

En la jaqueca se produce un encendido innecesario de sistemas de alerta. Los sentidos externos e internos se colocan en una posición de excesiva apertura que no acaban de comedirse por la falta de realidad a la que acoplarse. En la migraña se produce, en términos fisiológicos, una falta de habituación (S. Evers, *Cognitive processing in primary headache: a study on eventrelated potentials*).

El encendido de dispositivos de alerta se produce cotidianamente sin que ello implique ningún problema. Rápidamente se cataloga el escenario y se activan las respuestas oportunas, apagándose -habituación- todo aquello que no tiene relevancia para el suceso concreto. El cerebro gasta más energía en transportar mensajes de cierre que de apertura. Automatiza las decisiones y consigue reducir el consumo energético hasta los más improbables mínimos. Enciende un exceso de focos al inicio, pero capta rápidamente el objeto y apaga los que no inciden concreta y exclusivamente sobre los puntos de interés. Nuestro cerebro aprecia los contrastes y sabe que para ver es bueno manejar la oscuridad. Consigue distanciar el objeto del fondo con una mínima luz y una gran oscuridad. Otras veces, aprovechando que hay un gran foco gratis -el sol-, extrae información enfocando una mínima oscuridad sobre un fondo de una gran luz -esto permite a las ranas cazar insectos-.

El problema surge cuando enciende focos y no descubre nada, pero da por supuesto que hay algo relevante por algún lado. Esto produce un progresivo encendido que puede llegar hasta el máximo.

—Enciende la luz pues puede que haya alguien por ahí.
—No veo a nadie.
—Pon más luz.
—Sigo sin ver nada.
—Enciende todos los focos al máximo.

Un dispositivo encendido continuamente al máximo, sin objeto sobre el que proyectarse, consume recursos y agota a las células encargadas de mantenerlo. Le recuerdo además que el cerebro está instruido en interpretar que "si hay muchas luces encendidas es que hay alguien" (deducción kafkiana).

Los neurólogos distinguimos entre jaquecas con aura y jaquecas sin aura. El aura consiste en la aparición de extraños fenómenos de déficit visual, sensitivo o del lenguaje, precediendo o acompañando al dolor. Progresivamente el campo visual se va poblando de luces, zonas en blanco, destellos o empalizadas que impiden la visión. Puede llegar a quedarse ciego... durante unos cuantos minutos. Puede quedarse también sin lenguaje: el intento de decir algo producirá extrañas agrupaciones de sílabas como si alguien cogiera las sílabas de sus futuras palabras y las barajase antes de emitirlas. También puede notar cómo una mano y luego la boca quedan insensibles.

No se alarme. Su cerebro ha activado la alerta y ha iniciado su bucle irracional de interpretar la propia alerta como evidencia de la presencia de algún enemigo. Ante la falta de realidad con la que contener el encendido, no puede frenar el círculo vicioso ya descrito. Los psicólogos han demostrado esa falta de inhibición dentro de la corteza, equivalente a un estado de hiperexcitabilidad (J.E. Palmer, 2000).

A la vez que usted intenta tranquilizarse sin éxito, los investigadores han descubierto que en ese momento una onda de depresión de los voltajes eléctricos se extiende a una velocidad fija por algunas zonas cerebrales. Le llaman la onda de depresión propagada cortical de Leao (Lauritzen M., *Fisiopatología del aura migrañosa: teoría de la depresión propagada*).

Aunque al principio se pensaba que estos déficits de visión, lenguaje y sensibilidad se producían por espasmos de las arterias, hoy en día se acepta que los cambios de circulación que preceden y acompañan a esta onda son secundarios y no son responsables de la pérdida funcional transitoria. La onda de Leao está precedida de una situación de hiperexcitabilidad cerebral (el desasosiego) y se provoca experimentalmente excitando (agrediendo) artificialmente la corteza con diversos estímulos (cloruro potásico, ácido glutámico, electricidad, pinchazos). Sobre un cerebro sano la activación de dicha onda produce un entrenamiento frente a futuras agresiones con mayor protección.

Oficialmente no existe una explicación sobre el origen de la onda de depresión propagada en la jaqueca. No se analiza su función y sentido. Se considera que es una prueba más del carácter patológico de la jaqueca. En mi opinión puede considerarse como un fenómeno más de la alerta jaquecosa. Sería la consecuencia del encendido innecesario de diversos sectores neuronales ante una posible realidad de daño que no acaba de aparecer y que no permite por tanto activar los dispositivos de contención o inhibición. Ello ocasionaría una excitabilidad cortical semejante a la inducida artificialmente con electricidad o moléculas, que se sigue de un dispositivo protector de cese de la función transitorio.

La sobreexcitación neuronal tiene sus límites. La realidad guía la activación permitiendo un consumo razonable. Su ausencia en un contexto de alerta, con una evaluación viciada (retroalimentación con error) coloca al cerebro en una espiral de sobre-activación que afortunadamente parece disponer de un sistema de bloqueo si se superan ciertos límites.

El aura indicaría que ese estado de alerta ha agotado la posibilidad permitida de encendido neuronal extremo. Cuando usted no ve o no puede hablar, relájese. Sus pobres neuronas están descansando tras una agotadora sesión de procesamiento de no se sabe qué hipótesis de posibles daños no detectados.

Después del aura generalmente viene el dolor, otras no. Si su cerebro ha decidido activarle el aviso o no, creo que se nos escapa. Sus razones tendrá. Lo mismo pasa con los vómitos. A veces sí y otras no. Sólo podemos hacer deducciones de Perogrullo.

Nuestro cerebro, como nuestro páncreas y cualquier otro componente de nuestro organismo, es inescrutable e inconsciente, pero tiende a preocuparse con las cosas del organismo. Si cree, por experiencia o por información, que se pueden producir daños, aunque estos sean sutiles, se pondrá en guardia.

22 ABUSO DE ANALGÉSICOS

Los pacientes con jaqueca pueden llevar una relación con su analgésico que oscila entre "el mismo, hasta que la muerte nos separe", o "cambié, porque aquello no funcionaba". También existen las relaciones ocasionales, generalmente frustrantes.

Existe la idea de que "el cuerpo se hace" a un medicamento y luego hay que ir cambiándolo. Esto no tiene ninguna justificación científica, salvo en el caso poco improbable de que su analgésico sea considerado "molécula non grata" y se active una reacción alérgica cada vez que intente tomarlo. En este caso no es que el cuerpo "se hace", sino que más bien se deshace de él.

Hay algunos fármacos que con el tiempo pueden sufrir un ritmo de eliminación algo más rápido. En términos de farmacología esto se llama tolerancia. La tolerancia no indica cese de la acción farmacológica, sino eliminación más rápida del producto por el hígado. El efecto terapéutico en estos casos se recupera con pequeños aumentos de la dosis.

Finalmente, el mercado puede producir medicamentos más eficaces y con menos efectos secundarios. Está claro que eso aconseja el cambio de medicación, siempre que el bolsillo y el sistema público de salud aguanten.

En ninguno de los tres casos: alergia, tolerancia o progreso se produce la situación de que "el cuerpo se hace a los medicamentos y hay que ir cambiándolos".

Los jaquecosos quisieran no tener dolor y no tomar analgésicos. Algunos no los toman, aunque la jaqueca sea intensa. Prefieren abstenerse, por miedo a desarrollar dependencia y por evitarse efectos secundarios. Otros intentan no tomar nada como primera opción. Aguantan y al final optan por recurrir a ellos, generalmente sin éxito.

Finalmente hay pacientes que ante el menor indicio se toman su analgésico y así controlan bien la situación. Hay casos en los que el dolor se presenta pocas veces, y otros en los que lo hace casi a diario. En estos últimos la toma del analgésico es, lógicamente, diaria. Aparece una secuencia de:

Si dolor > analgésico precoz.

Si analgésico precoz > cede el dolor precozmente.

Si no tomo analgésico precoz > dolor severo.

Decido tomar analgésico precoz siempre que aparezca el dolor.

Los neurólogos interpretamos esta secuencia como dolor por abuso de analgésicos, es decir, un síndrome de dependencia.

No se conoce bien el substrato de los síndromes de abstinencia en general y, que yo sepa, menos aún en el caso de la utilización abusiva de analgésicos.

A mí, personalmente no me parece correcto introducir una evaluación tan contundente y tan poco racionalizada como esa. Estoy convencido de que se produce abuso del concepto de "cefalea por abuso de analgésicos".

Utilizar un analgésico en una jaqueca es comprensible, pero puede ser contraproducente a medio y largo plazo. Creo, además, que no le ayuda nada al paciente definirlo como un abusador de analgésicos. Lo interpreto como si la culpa de que la inquietud del lector del periódico con noticias negativas vaya en aumento reside en el propio lector porque abusa de buscar el consuelo con "remedios". Recuerdo que en el colegio el fraile nos castigaba golpeándonos con una regla de bordes metálicos en la punta de los dedos, mostrados todos bien agrupados y untados apresuradamente con ajo (porque "dolía menos"). Si apartábamos la mano, aplicaba más golpes por haber intentado eludir el castigo. Algo así me sugiere lo del abuso de analgésicos. Nosotros "abusábamos" de darnos ajo en los dedos y retirábamos la mano demasiadas veces, pero el único que abusaba allí era el fraile.

Evidentemente los analgésicos son moléculas extrañas y causan efectos no deseados en el organismo. Esto hace que no debamos cometer imprudencias a la hora de tomarlos. Eso mismo vale para cualquier tóxico y es un hecho obvio, pero si el paciente no encuentra alivio es lógico que decida hacerlo. En todo caso, si esa es la situación deberá consultar con el médico para minimizar los efectos utilizando un analgésico razonablemente seguro. En el caso de las jaquecas existe el riesgo de la utilización excesiva de los preparados ergotamínicos (Cafergot, Hemicraneal), ya que pueden lesionar nuestras arterias si se toman en exceso. Es deseable no utilizarlos con frecuencia, lo mismo que no es deseable fumar, beber con exceso, etc. No ayuda al paciente definirlo como un abusador. Tampoco se sugiere una solución clara a esta situación. Hay muchos jaquecosos que no pueden evitar tomar analgésicos a diario porque así se lo exige su cerebro por la evaluación errónea que éste hace de la acción del analgésico. Basta con corregir los errores de evaluación y conceptualización sobre las distintas cuestiones jaquecosas, para que el cerebro desactive el operativo y el paciente se vea libre de dolores y pastillas. Debe quedar claro sobre todo que un analgésico no ejerce ninguna acción útil sobre la integridad física, sino todo lo contrario. El cerebro lo codifica erróneamente como un protector. Ningún padre codificaría como una buena decisión dotar al niño de unos cascos para librarle de sus advertencias: "Tápate los oídos, pues lo que tengo que decirte no te va a gustar" no existe como frase posible. Debe huir de la irracionalidad a toda costa y un analgésico en una jaqueca es un peligroso obstáculo para conseguir recuperar la racionalidad de las decisiones de su cerebro. Comprendo que puede resultar difícil, pero es un factor fundamental en la buena marcha del proceso instructivo.

Imagine que usted dispone de un recipiente de agua con un grifo que le permite beber cuando lo desee. Habitualmente esta agua sale fresca y apetecible. Sin que usted pueda conocer las razones, hay días en los que sale templada, caliente o incluso hirviendo. Es decir, duele. Lógicamente, así no hay quien pueda bebérsela. Usted piensa para sí que el agua no es normal y solicita una solución para su problema. Le sugieren unos cubitos de hielo, de eficacia variable, pero limitada. Le indican que añada al recipiente dos cubitos cada seis u ocho horas, que espere un momento y que probablemente el agua volverá a ser normal. Efectivamente en ocasiones desciende la temperatura del agua y así puede beberla, aunque generalmente no está tan fresca y apetecible como en condiciones normales. A la hora de evaluar la eficacia de los cubitos usted sólo dispone del comportamiento de la temperatura del agua. En los casos en los que fracasa la solución usted hará una evaluación de:

—A mí estos cubitos no me enfrían el agua.

Incluso si después de añadir los cubitos, el agua está más caliente, la conclusión sería:

—A mí estos cubitos me calientan el agua.

Otro comentario posible sería:

—Al principio los cubitos enfrían, pero el agua se hace y pronto dejan de ser eficaces.

¿Dónde está el misterio del agua y los cubitos?

Como sucede con los trucos de magia, existe un elemento oculto que, cuando se destapa, destruye el carácter mágico del suceso.

Realmente el agua del depósito procede de otro oculto que puede ser calentado o enfriado con asombrosa rapidez. En el lugar donde se procede a determinar la temperatura del depósito que usted utiliza, existe siempre el temor de que el agua pueda ser un vehículo de algún enemigo de su salud. Existen dispositivos de todo tipo que la analizan antes de mandarla hacia su depósito. Si los sensores de posibles daños detectan algo, se empieza a calentarla. Si las informaciones sobre efectos nocivos del agua la definen como potencialmente nociva, también será calentada. El eficaz sistema de refrigeración devolverá el agua a su condición deseable para el individuo (fresca) cuando no exista incertidumbre de perjuicios. Evidentemente los cubitos no neutralizan los "tóxicos" del agua. No disminuyen por tanto la incertidumbre sobre el riesgo de beberla, sino todo lo contrario: en caso de que el agua contuviera realmente tóxicos, el devolverle su frescor haría que usted se intoxicara a conciencia. Como siempre, lo fundamental es la evaluación: el cerebro está instruido a interpretar la temperatura como indicador de su calidad. Esta instrucción es válida cuando los sensores han activado el calentamiento, pero no lo es si la activación se produce por expectativas. En este caso la temperatura sólo indica cómo está el desasosiego cerebral, pero no permite sacar conclusiones sobre la cualidad de la propia agua. Si el cubito de hielo está a su vez definido como normalizador del agua, puede que su cerebro no le devuelva el frescor inicial hasta que los eche al depósito. En este caso puede servir un cubito real o cualquier otra cosa que figure en los archivos del cerebro como "normalizador" o antídoto. Con todos ellos se producirá el mismo error de evaluación.

Debo animarle, por lo tanto, a no utilizar analgésicos en la jaqueca, aunque entiendo que una cosa son las teorías y otra la práctica, pero créame que es fundamental ganar la batalla de la racionalidad en este apartado y esta racionalidad consiste simplemente en interpretar correctamente la conducta del dolor sabiendo que el elemento oculto (su cerebro) es el que contiene las verdaderas explicaciones. El analgésico no es una molécula que bloquea al dolor en el lugar donde se fabrica (había una cancioncilla publicitaria que afirmaba en el estribillo: Okal, Okal, Okal, es ¡lenitivo! del dolor). Sólo la anestesia general tiene el poder de bloquear la transmisión del desasosiego cerebral hacia la conciencia, pero ello implica el bloqueo de cualquier comunicación. Si al tomar un analgésico su dolor cede, debe interpretar que su cerebro ha considerado que su acción ha alejado el peligro de su cabeza, pero lo realmente importante es que usted esté firmemente convencido de que tal peligro nunca ha existido.

23 Y YO, ¿QUÉ PUEDO HACER?

Cuando expongo estas ideas en la consulta, los pacientes escuchan atentos y cuando acabo, comentan con un tono desesperanzado:

—¿Y yo qué puedo hacer? He entendido lo que dice y me parece que tiene cierta lógica, pero si no es aconsejable tomar analgésicos ni meterse en una habitación oscura dudo mucho que el dolor se vaya por arte de magia.

Reconozco que es la parte más complicada de este planteamiento. Aparentemente, con la exposición hemos dejado al paciente más indefenso de lo que ya estaba. Le hemos desarmado ante un poderoso y escurridizo enemigo. Su rostro refleja una reflexión similar a la de poner la otra mejilla cuando se ha recibido una afrenta. Parece que estamos sugiriendo que se autorice al dolor a que campe a sus anchas. Duele media cabeza, pero ofreceremos la otra media generosamente.

—Entiendo su desconcierto, pero su papel con este enfoque es mucho más importante que con el modelo oficial. Cuando usted se mete en la habitación oscura y se toma un analgésico, realmente no está haciendo nada, salvo sufrir y desesperarse. El analgésico es un arma, que puede ser eficaz en una guerra, es decir cuando hay un enemigo que también dispara, pero en la jaqueca no hay ningún enemigo. Sólo hay errores. Por lo tanto, debe concentrarse en luchar contra ellos. Los analgésicos no destruyen errores, sino que los consolidan.

—¿Ha tenido usted alguna vez una jaqueca?

—La verdad es que no.

—Por eso lo ve usted tan sencillo.

—No hay que confundir sencillo con fácil. Las cosas son sencillas cuando están definidas de forma clara. Blanco o negro. Lo difícil es cambiar de un estado al contrario, pero el planteamiento es simple. En la jaqueca no sucede nada, pero su cerebro y usted interpretan que algo tiene que estar pasando. Están equivocados. Así de sencillo. La seta es comestible y sus vómitos los produce la incertidumbre. Naturalmente, esa incertidumbre se refuerza por los vómitos. Estaríamos ante el típico círculo vicioso: la pescadilla que se muerde la cola, pero que además va engordando a base de comérsela. La única secuencia válida es: si reducimos la incertidumbre sobre esas setas, disminuirán los vómitos. Lo primero que tiene que hacer es reflexionar sobre lo que hemos hablado, simplificando sus reflexiones para concentrarse en las ideas fundamentales y no ser arrastrado por el discurso atemorizado del cerebro. La idea crucial es la de que en el interior de la cabeza no está pasando nada que justifique el desasosiego cerebral. El cerebro "sufre" y se inquieta, convencido de que está a punto de suceder algo. De su inquietud se deriva su dolor y la sensibilización de sensores. No debe cometer el error de compartir su preocupación. Intente lo contrario: "Tranquilo, no pasa nada. No te dejes llevar por tus expectativas".

—No creo que porque yo piense que no me va a doler, el cerebro me haga caso.

—No me ha entendido. Ese comentario le delata. Pensar o desear que no duela es tan absurdo como pensar o desear que no va a sentir miedo si realmente tiene dudas sobre los peligros. Por pensar que no va a sonar la alarma del coche, no se va a modificar ésta. Recuerde que en realidad su cerebro inicialmente sólo le notifica su temor y que se inicia un diálogo entre él y usted. Si ambos comparten la doctrina oficial, se irá potenciando rápidamente el error de interpretación. El dolor irá aumentando.

—Usted me ha dicho que el cerebro no es mi mayordomo y que no va a escuchar mis súplicas. No veo por qué me va a hacer caso tratándose, como bien sabe, de "asuntos internos".

—Efectivamente estamos hablando de un tema de asuntos internos, pero hay un matiz fundamental: su cerebro se halla aquí tan ignorante como usted. El asunto en cuestión se refiere a sucesos no detectables en los que no se puede activar una anticipación eficaz. Lo único real es la respuesta inflamatoria y lo que la desencadena es la incertidumbre sobre posibles daños, alimentada por una instrucción determinada, que su cerebro no ha construido, sino que se ha limitado a recibir. En este caso, le concederá a usted, el usuario, voz y voto. Evidentemente no debe opinar en la misma línea que lo está haciendo él. Debe hacerle ver que está equivocado.

—Eso de hablar con mi cerebro y hacerle ver su error me suena muy extraño. No me imagino cómo puedo hacer una cosa así.

—Me hago cargo de su extrañeza, pero esa conversación se produce continuamente a lo largo del día. Hay momentos para todo: el individuo consciente tiene la responsabilidad de procurarse información y tragársela (entenderla). Si el alimento informativo ha entrado, su cerebro hará el resto. Confíe en él. Tiene alma de creador. Los momentos aparentemente irrelevantes a veces son mágicos. Arquímedes se encontró con la solución a un peliagudo problema en la bañera, Von Kekulé descubrió la estructura cíclica del benceno dormitando junto a la chimenea y el matemático Poincaré vislumbró una propiedad matemática de un tipo de funciones subiendo a un autobús. Estos descubrimientos no surgen de la nada. Todos ellos tuvieron que hacer primero esfuerzos previos de alimentación voluntaria. La psicóloga Margaret Boden analiza esta cuestión en su libro *La mente creativa; mitos y mecanismos* (otro de los muchos libros sobre cerebro que incluye la palabra "mito" en el título) y cita además de los casos anteriores a Picasso, que, comentaba que él no buscaba, sino que encontraba. El curso y contenido del pensamiento va tirado tanto por el cerebro como por usted. Todos los circuitos son de ida y vuelta. Todo tiene la oportunidad de influir en todo. El cerebro tiene más poder de decisión sobre los asuntos primarios (respirar, comer, beber, buscar pareja —lo de encontrarla ya es cosa suya... —), pero a medida que nos acercamos a cuestiones cuyas decisiones dependen del conocimiento sofisticado recibido de expertos, relaja su poder y comparte la responsabilidad con el propio individuo consciente. Este, lo único que tiene que hacer es acceder a la información correcta. Si el individuo conecta con una doctrina extraña como ésta, los primeros días puede que tenga que hacer esfuerzos para consolidarla, pero, una vez dentro, las ideas inician su ciclo vital. Son componentes vivos. El cerebro no es solo un gran almacén en el que se depositan datos convenientemente archivados para ser extraídos cuando sea preciso. La información es un compuesto dinámico que evoluciona, como el resto de los componentes de los seres vivos. Aparentemente todo está quieto, pero como siempre, es pura ficción. El cerebro es un guirigay de mensajes con un ajetreo de corrientes que van de un lado para otro, cambiando impresiones y tratando de encontrar las opciones más adecuadas para la preservación de cada zona y del conjunto. Poco a poco se van aclarando las cuestiones y se agiliza la articulación de la respuesta más conveniente. Es el proceso de automatización, con niveles de complejidad variable. Todos los procesos de aprendizaje sobre cuestiones no naturales responden a este patrón de intercambio continuo de mensajes entre su cerebro y usted. No le exigió ninguna atención especial para aprender a hablar o a sostenerse de pie. Tampoco le necesita para respirar, decidir la frecuencia cardiaca adecuada o regular su temperatura, pero las cuestiones "artificiales" como aprender a leer o escribir sí precisan de su empeño. Poco a poco su cerebro recoge el fruto de su esfuerzo y lo va organizando de manera que pueda acabar leyendo fluidamente. La presencia exclusiva del individuo consciente en estas tareas al inicio, se delata por la lentitud e imperfección de las acciones. Cuando empieza el dolor debe interpretarlo como el inicio de una conversación que saca su cerebro sobre unas cuestiones internas que le tienen preocupado. Usted debe tranquilizarlo haciéndole ver que no hay motivos para tener miedo.

—No sé... Lo veo muy difícil.

—El debate no debe interrumpir por otra parte el curso de su actividad. Cualquier activación del dolor lleva consigo la intención cerebral de bloquear sus acciones. El dolor siempre va unido a esa intención. Sugiere una estrategia pasiva de preservación, reduciendo el entorno al ámbito de una habitación oscura, donde no suceda nada. Hágase un comentario del tipo: ¡anda, déjame en paz, pesado!

Una paciente mía, aficionada a escribir relatos algo fantásticos para niños, me comentó que cuando se iniciaba el dolor se decía para sí misma (destinatario: cerebro): ¡Anda, duende, vete al bosque¡, y volvía a meterse en la construcción del relato sobre árboles mágicos parlantes en el que estaba enfrascada. Así ganaba la batalla al dolor. No debe por tanto dedicarle mucho tiempo a las consideraciones. Eso es para el autobús o para cuando no está haciendo nada especial. Puede pensar en el dolor libremente. No sólo eso, es conveniente que lo haga, pero debe situarlo dentro del contexto global de todo lo que hemos hablado. Puede pensar en sirenas de aparatos de alarma todo lo que quiera, pero lo importante no es el sonido sino el modo en que funciona el experto central (córtex prefrontal).

—Si no tomo el analgésico, me dolerá seguro.

—No lo dé por seguro. Las decisiones del cerebro son inescrutables, imprevisibles. Un paciente, convencido de que su dolor de cabeza provenía de "una mala digestión", tomaba bicarbonato cuando empezaba el dolor y así lo calmaba. Otro lo achacaba al frío y cuando dormía se ponía un gorro. Si no lo hacía, el dolor acudía rápido a recriminarle el descuido. Vivía en Cataluña y al venir a Vitoria, con un clima sensiblemente más frío, descubrió que en nuestra ciudad no bastaba con un gorro sino que precisaba de dos. Sólo así estaba protegido. Evidentemente la temperatura en el interior de las casas con calefacción de Cataluña y de Vitoria es la misma en invierno. En ambos casos los pacientes cumplían un rito de ayuda catalogado como necesario. El tomar un analgésico es equivalente al gorro o al bicarbonato.

—Yo creo que no es lo mismo. Usted me ha dicho que los analgésicos bloquean la inflamación. Los antiinflamatorios, por tanto, nos ayudan cuando hay inflamación. No veo por qué deba prescindir yo de esa ayuda.

—No es lo mismo una inflamación por un suceso de daño que por una orden cerebral por un posible daño. En el primer caso hay una zona que se ha hecho frágil y vulnerable, por lo que debe protegerse. Realmente si usted toma un analgésico-antiinflamatorio la zona queda más desprotegida y está ralentizando las labores de retirada de escombros y de reconstrucción que efectúan las potentes máquinas celulares inflamatorias. En una zona recién dañada lo fundamental es el reposo estricto, mientras se reparan los destrozos. El dolor promovido por la sensibilización de sensores es el encargado de conseguir que usted lo cumpla. Si decide tomar el consabido analgésico-antiinflamatorio es que valora más el dolor o su invalidez transitoria que la evolución de la lesión. Sólo en los casos en los que la inflamación sea excesiva podría estar justificada la utilización de estos fármacos. Esta es la teoría. Cada cual hace luego lo que considere más conveniente. En el caso de la jaqueca, teóricamente estaría indicada la utilización de los analgésicos ya que es una inflamación irracional, innecesaria, incontrolada y perturbadora, pero está alimentada por una decisión cerebral errónea y si bien puede ceder algo el dolor, cada utilización del fármaco consolida el error, y, a medio y largo plazo, la jaqueca se dinamiza. Es como rellenar continuamente un depósito al que su cerebro ha quitado el tapón y luego le exige furiosamente que vaya a por agua. Debe centrarse en la irracionalidad de la situación y no en dar con un agua mágica que ya no se vaya.

—No creo que funcione. Lo sigo viendo difícil. Preferiría que me hubiera puesto deberes. Lo que sea, con tal de hacer algo. Si me recomienda hacer cien flexiones, nadar un kilómetro o comerme una cabeza de ajos cruda, lo haría encantado. Probaría cualquier cosa, pero usted no sólo no me manda hacer nada, sino que me manda no hacer nada.

—Entiendo que lo que le propongo, usted lo interprete como una orden de que no haga nada, pero es una interpretación errónea. Cualquier percepción lleva consigo una reflexión. Acoplado al dolor siempre hay un discurso, unas deducciones, unos temores. En ese terreno es donde se debe librar la batalla. Es una cuestión de interpretar la realidad interior correctamente. Si en el curso de una jaqueca, por más feroz que pueda ser, se produce una acción de ayuda tipo placebo, el dolor se irá, salvo que usted descubra el engaño. Esto debe hacerle ver que somos muy dependientes de estas cuestiones. Es lo que nos diferencia de otras especies, para bien y para mal. Recuerdo mi época de residente en los servicios de urgencias, cuando tenía que atender jaquecas en vivo, en el máximo del sufrimiento. Los pacientes acudían desesperados, tras fracasar con la toma de sus analgésicos habituales. Venían a por el remedio "en vena". Siempre funcionaba, pero, a pesar de su buena apariencia, era una acción peligrosa. El cerebro toma buena nota de todo lo sucedido y las conclusiones las desconocemos, pero tienden a dinamizar en un futuro próximo la frecuencia, intensidad y duración del dolor y la ineficacia de los analgésicos caseros.

—Bueno, le voy a hacer caso y ya veremos. A ver si tengo suerte. ¡Qué más quisiera yo que todo esto fuera cierto! ¡Con tal de que funcione…!

—No es buena señal que la consulta acabe con ese deseo de que funcione. Ello indica que se pide a la explicación lo que no puede dar. Este enfoque no es ninguna terapia sino una instrucción. Se trata de corregir un material didáctico, en mi opinión incorrecto y responsable de la aparición del dolor. Todo lo que puede ofrecer son explicaciones. No sólo eso. Considero que en la jaqueca no hay más componentes que el de la instrucción. Por ello las explicaciones son lo único que cuenta. No es que no podamos hacer nada en el sentido convencional de aplicar un tratamiento, sino que no debemos hacer nada en ese sentido tradicional. No tiene lógica que potenciemos el desasosiego cerebral con las informaciones y teorías y luego tratemos de aliviar sus efectos desentendiéndonos de las causas de ese desasosiego. Si un engaño (placebo) elimina el sufrimiento, no veo por qué no puede eliminarlo la corrección de una doctrina manifiestamente frágil, desde una perspectiva neurobiológica moderna. La evidencia de nuestra dependencia de las convicciones cerebrales sobre estas cuestiones es abrumadora, pero nada de lo aquí expuesto figura en los textos oficiales. Hoy en día existe gran interés, tanto en los investigadores como en los ciudadanos por el conocimiento del cerebro. Ello ha conseguido que, en este momento, la teoría general sobre cerebro haya evolucionado considerablemente. Este cambio no se refleja en las teorías y aplicaciones de la neurología. Su fijación en el mundo de moléculas (algunas), genes y estilo de vida lo impide. Los pacientes con jaqueca vienen muy bien instruidos con la teoría oficial. Muchos de ellos buscan información por librerías o Internet e inevitablemente dan con ella. Es poco probable que consigan información del tipo que se muestra en este libro. Todas las propuestas vigentes se apoyan en señalar primero una falta (el error) bien sea en los genes, en la alimentación, o en cualquier condición cotidiana difícilmente evitable, para pasar a la terapia. El modelo que aquí se propone también comienza señalando una falta, pero no en el individuo, que, se limita a soportar el papel de víctima, sino en la instrucción que no puede evitar recibir. A diferencia de otros modelos no ofrece después ninguna terapia. La acción de ayuda, en este caso, se centra en la corrección del conocimiento. Mi función es la de transmisor de conocimiento y su papel es el de recibirlo. Eso nos exige un esfuerzo a los dos. Su contribución es, por lo tanto, fundamental. Le deseo suerte. Vuelva dentro de un mes.

Confieso que cada primera revisión me supone un estado de cierta ansiedad por el resultado. Antes de interesarme por el dolor me dedico a repasar los contenidos de "la clase" anterior. Por fin me decido y pregunto:

—Bueno y ¿qué tal le ha ido?

Hay de todo. La primera opción es pensarlo mejor y no acudir a consulta (un 30% aproximadamente). Otras opciones pueden ser:

1 —Como siempre, *naturalmente*. Hice la prueba de tomarme dos blancos para ver si no pasaba nada, pero luego pagué el error con creces. No tomé la pastilla cuando empezó para ver si se iba sólo el dolor, pero al final tuve uno de los peores dolores que recuerdo.

2 —Sigo igual. He entendido bien lo que me dice, pero no sé cómo llevarlo a la práctica. He intentado no tomar las pastillas, pero no lo consigo.

3 —El dolor igual, pero no he tomado pastillas. Por lo menos mi estómago lo agradece y he comprobado que acaba yéndose sin medicación.

4 —Al principio, bien. No me lo creía. Estuve una semana sin dolor, pero luego tuve que ir otra vez a urgencias y sigo como antes.

5 —Me sigue doliendo, pero más suave. Generalmente consigo no tomar la pastilla, pero hay veces que no tengo más remedio que tomarla.

6 —Bien. Algunos días parece que quiere venir, pero reflexiono sobre lo que usted me ha contado, tratando de seguir con mis actividades. Acaba desapareciendo sin tomar nada.

7 —No me lo creo. No he vuelto a tener ninguna jaqueca.

El porcentaje de buenos resultados, una vez descontados los abandonos, es de un 70-75%. La mejoría a veces es inmediata y otras se construye progresivamente. Hay "alumnos" que entienden a la primera y a otros les cuesta. La comprensión no depende de capacidades sino del grado de convicción de la teoría que se pretende eliminar. Inconscientemente, la interpretación del paciente se ve contaminada. Se producen a veces mezclas de las dos teorías. Es como si un niño al que se explica la responsabilidad de los padres respecto a los juguetes en Reyes, se quede con la idea de que aquellos tienen que hacer un informe a Sus Majestades diciendo si el niño ha sido bueno.

Cuando las cosas parece que van muy bien y, en un plazo no muy largo, se tuercen, indican que el cerebro no ha incorporado o no ha validado los contenidos presentados. La mejoría inicial correspondería al llamado efecto placebo psicológico. La acción de ayuda de la prestación de consulta se interpreta como "algo que puede ir bien", con poca consistencia y sin que se haya asimilado o aceptado realmente ninguna entrada conceptual importante. El cerebro desactiva transitoriamente los esquemas oficiales, pero los vuelve a conectar, generalmente con más fuerza que nunca. Sucede lo mismo con los analgésicos: al principio bien, pero luego, nada.

No influyen en el resultado los años de jaqueca ni la severidad. Plantea alguna dificultad el paciente con jaqueca poco frecuente con buena respuesta al analgésico. Es comprensible la dificultad que supone negarse a "comer" soluciones. Siempre se debe interpretar que el cerebro obliga a hacerlo porque interpreta erróneamente que, en caso de no hacerlo, la cabeza corre peligro. Un paciente, que, evidentemente, no había comprendido correctamente las explicaciones, comentó que me "había hecho caso" y que trató de engañar a su cerebro:

—Voy a ver si lo que me dice el doctor es cierto. Voy a hacer como si me tomara la pastilla, pero no me la tomo.

Colocó el analgésico delante de él, lo cogió e hizo como que se lo había tomado, "sin que el cerebro se diera cuenta".

—Esto no funciona doctor y, ¡mire que intento hacer lo que me dice...!

No es aconsejable esperar un resultado completo. No tiene por qué funcionar según la ley del todo o nada. Lo importante es que se haya entendido correctamente y que se haya iniciado un cambio, tanto en el patrón del dolor como en la utilización de los analgésicos. Tampoco es buena estrategia deshojar angustiadamente la margarita con el analgésico in mente. No le ponga solemnidad a la decisión. Tome el analgésico o no lo haga, pero no le dé demasiadas vueltas.

Tanto el cerebro como el individuo deben limitar sus expectativas a una acción informativa. La necesidad de conocer debe desplazar a la de solicitar un remedio directo e inmediato (cualquiera que sea su contenido). Para empezar, debe escuchar atentamente desde una posición absolutamente abierta a la entrada de nuevos datos. Esto exige un esfuerzo considerable durante una hora en dos o tres ocasiones en la consulta (o las que haya sido capaz de conceder a la lectura del libro). Con frecuencia los pacientes discuten internamente con los datos que van recibiendo y ante la menor pausa para coger aire no pueden evitar exponer apresuradamente un argumento en contra. Es fundamental controlar este impulso tan humano de defender nuestras posturas. Curiosamente todo el mundo tiene sus ideas de qué es un cerebro y cómo funciona. Confunden el exclusivo y privado conocimiento de sus percepciones con el del conocimiento sobre procesos básicos cerebrales, comunes a todos nuestros semejantes. La afirmación de que nadie conoce mejor el cuerpo que uno mismo es manifiestamente discutible. El esfuerzo que se exige, por lo tanto, es el de despojarse de las propias convicciones mientras el cerebro carga datos y explicaciones. Muchas veces no se consigue vencer la resistencia del individuo consciente a modificar los esquemas cognitivos del cerebro y así como nos podemos negar a abrir la boca para comer un determinado alimento, podemos también negarnos a abrir las fauces cerebrales para mandar alimentos conceptuales al aparato de digestión informativa.

Una vez captado correctamente el contenido de las explicaciones, el paciente puede reflexionar sobre las ideas básicas y reforzarlas intentando captar la lógica de la exposición, situando al dolor dentro de la función biológica de la preservación del organismo. Cuando se inicia el dolor, muchos pacientes refieren que intentan convencer a su cerebro que les deje en paz, "pues ahí dentro no está pasando nada". Puede parecerle absurda una conversación entre usted y su cerebro, pero aunque usted no la capte, esta conversación se produce continuamente. Los neurofisiólogos, a través de técnicas de magneto-encefalografía han podido establecer el soporte eléctrico de esta "conversación". Se produce un intercambio de mensajes a una rapidez increíble entre el cerebro inconsciente y el individuo consciente. Aparentemente el curso de la reflexión es fluido y continuo, con un solo personaje, pero en realidad hay un flujo de pensamiento de ida y vuelta (en el sistema nervioso todo es de ida y vuelta) entre la conciencia y los estratos inconscientes. Es bueno por ello escindir ese aparente único personaje en dos: el personaje cerebro y el personaje individuo y "discutir" en vez de compartir la opinión sobre los sucesos que pueden explicar la generación del dolor. Benjamin Libet es un investigador que ha estudiado la relación entre el cerebro inconsciente y la conciencia. Después de valorar la existencia o no del libre albedrío o libertad, concede al individuo consciente un papel más claro en la llamada "función de veto". El individuo se dedicaría a vetar las salidas cerebrales. Cada reflexión o decisión consciente estaría precedida de una "sugerencia" cerebral. Esa sugerencia se puede registrar 350 milisegundos antes de que el individuo sea consciente de su aparente decisión en forma de un potencial llamado "potencial disposicional". Esta cuestión está muy debatida y admite varias interpretaciones. Lo que me interesa hacerle ver es que existe un proceso de interacción entre lo que emerge del cerebro y el plano consciente.

Utilizando el ejemplo de padre-niño, es bueno que éste discuta con su padre tratando de convencerle que no tienen sentido ni justificación los castigos que está recibiendo. En la jaqueca se produce una extraña colaboración entre el "castigador" y la víctima. La convicción compartida de que algo anormal sucede, facilita una cierta colaboración entre el individuo y el cerebro. Debe evitarla a toda costa ejerciendo su función de veto.

Actúe de la forma más racional posible. Decida sobre la base de los esquemas interpretativos propuestos. Los analgésicos no son necesarios porque realmente producen modificaciones internas que no tienen sentido cuando no hay una lesión activa. No hay que disparar si no hay enemigo ya que las balas producen siempre daños colaterales sobre estructuras propias. Refugiarse en el cuarto oscuro es comprensible, pero también es irracional. Si lo hace, interprételo como una claudicación ante la presión del dolor, como una regresión a esquemas defensivos similares a los de un mejillón o su propio párpado. Defienda sus proyectos como individuo. Si tiene planeado un viaje no lo anule, si está leyendo continúe con la lectura, si le gusta tomarse un vaso de vino, bébaselo, no deje de fumar por temor a la jaqueca sino a los diversos cánceres e infartos que le esperan si no cambia sus hábitos.

—Es fácil decirlo, pero por más que le diga a mi cerebro que no duela, el dolor viene. Ayer mismo, intenté hacerle caso: no me tomé el analgésico y pasé un día de perros. Al final lo tuve que tomar, pero ya era demasiado tarde. Fue horrible.

Entiendo el comentario y la incredulidad. Si le resulta difícil aceptarlo haga un esfuerzo por visualizar el interior. Confíe en los sistemas de protección frente a daños y desconfíe de los tópicos habituales sobre dolor y jaquecas. Reflexione sobre la avidez cerebral de informaciones sobre cosas que pueden dañar. Exija a su cerebro una relación entre dolor y daño violento (energías peligrosas). No acepte la responsabilidad de enemigos sutiles acumulables como el estrés.

La cabeza es el lugar del organismo con mayores dispositivos de seguridad. La caja ósea, la envoltura membranosa meníngea y una barrera (única en el organismo) entre los capilares sanguíneos y las neuronas (la llamada barrera hematoencefálica) convierten a la red neuronal en un santuario de difícil acceso a energías peligrosas. Ello es así porque las neuronas contienen información en billones de diminutas señales eléctricas relampagueando a lo largo y ancho de la enmarañada red que han tejido, guiadas por los genes, el desarrollo, la experiencia y la instrucción. Estas señales no deben mezclarse con el ruido eléctrico de fondo. Cualquier interferencia modificaría las decisiones con consecuencias impredecibles. De ahí que estén especialmente protegidas y aisladas. Nada potencialmente peligroso puede suceder de forma fácil en el interior de nuestras sólidas cabezas. Los traumatismos, calores y químicas corrosivas diversas (microorganismos) no lo tienen fácil para alterar la integridad. Sin embargo, hay un elemento que no sólo puede entrar fácilmente, sino que dispone de un sistema de absorción interesada. No es otro que la información. Una vez ha entrado, es sometida a una digestión tan desconsiderada como la que se aplica a los alimentos —aunque procedan de un restaurante de cinco estrellas. A su aparato digestivo le importa un rábano que haya llegado "Ensueño de poulardas al chaud froid Périgord". Un buen chorretón de ácido clorhídrico pondrá las cosas en su sitio y su sofisticado condimento quedará convertido en una pasta confusa de moléculas. De las moléculas extraerá átomos y de los átomos electrones para construir sus propias moléculas en función de las necesidades del momento. El cerebro hace lo mismo con la información. Convierte nuestros sofisticados guisos en una sopa confusa de letras con las que confecciona sus propias doctrinas, verdades y expectativas. Tanto el aparato digestivo como nuestro cerebro perdonan a un tipo de componentes: aquellos que ellos no pueden construir: En los alimentos hay moléculas que no pueden sintetizarse, como aminoácidos esenciales y algunas vitaminas. El aparato digestivo los respeta y dispone de un sistema de absorción interesada. El cerebro hace lo mismo con la información experta: perdona la vida a los memes validados socialmente y les da operatividad. No puede construir sus propias convicciones y debe limitarse a escoger la instrucción más fiable. Una vez hecha la selección, servirán para modular las decisiones. Quedarán impresas y protegidas en los sólidos santuarios de las creencias cerebrales. Allí permanecerán guardadas, potenciándose en cada crisis a no ser que se consiga introducir la información capaz de desmontarlas.

Hay otro santuario similar: los cromosomas con su ADN, encerrados en el núcleo de la célula con un sistema especial de membrana con unos exigentes poros que comunican con el citoplasma. El propio ADN se dispone en la famosa estructura de doble hélice para proteger lo verdaderamente importante: el código genético. En ambos casos la naturaleza ha diseñado una estructura de seguridad con varias capas cuyo objetivo es evitar anomalías de la información que protegen. La información es lo que da sentido a los seres vivos. Los científicos definen la realidad como materia y energía, pero también consideran la información como un componente sustancial que permite diferenciar la materia inerte de la materia viva. No existe vida sin información. Los seres vivos la han construido, protegido y transmitido a lo largo de cientos de millones de años. La especie humana ha desarrollado la capacidad de generar y transmitir más información que ninguna otra. No es imaginable que el cerebro no incluya esta información en la toma de decisiones, especialmente cuando está en juego el valor fundamental de la vida: su preservación. El dolor forma parte de esa estrategia y lógicamente puede activarse por expectativas cerebrales construidas por la única fuerza de los mensajes de los expertos.

Las moléculas de la farmacia son infinitamente menos potentes que las que tiene a su disposición su propio cerebro para poner o quitar el dolor. Su aparente poder reside únicamente en que podemos tomar decisiones sobre ellas.

No es una cuestión de moléculas sino de decisiones cerebrales. No podemos dar órdenes a nuestro cerebro, pero podemos ordenar a nuestra boca que se trague la pastilla. Desplazamos el ámbito de las decisiones, desde nuestro cerebro inconsciente a nuestro "yo" consciente, para poder protegernos decidiendo nosotros mismos. Interpretamos asimismo que la retirada del dolor es la consecuencia de la acción farmacológica del analgésico. Tanto la aparición como el cese del dolor se producen por decisión cerebral y esta decisión cerebral está fuertemente condicionada por la evaluación de lo que puede estar pasando. Usted como "yo" consciente puede y debe hacer algo para protegerse: adquiera el conocimiento correcto y ejérzalo.

Muchos pacientes acaban desesperados en los servicios de urgencias. Una vez les atienden y les ponen "algo en vena", la crisis cede. El cerebro codifica que la situación desborda la capacidad de neutralización de los analgésicos habituales y la jaqueca puede entrar fácilmente en un círculo vicioso, con asistencias múltiples y desesperadas a Urgencias a por la "solución en vena". Todo lo que usted decida hacer es absolutamente comprensible, pero debe pelear contra las decisiones desesperadas.

Evite una reflexión bastante común, consistente en dar por sentado que "con los adelantos de hoy en día tiene que haber una solución". No exija soluciones ocultas inexistentes. Las armas terapéuticas que tenemos a nuestra disposición tienen la capacidad que tienen, y le aseguro que es muy limitada a corto plazo y a medio y largo plazo esa eficacia disminuye no porque el "cuerpo se hace" sino por la propia dinámica de la información recibida sobre su comportamiento. El proceso de la jaqueca responde a la situación que he tratado de reflejar en este libro. Yo no tengo ninguna duda al respecto y la evolución francamente positiva que se consigue en un elevado número de casos con el enfoque estrictamente instructivo así lo demuestra. No es ninguna terapia sino una instrucción. Es una acción pedagógica. La neurociencia ha aportado conocimiento sobre procesos básicos cerebrales que permite considerar el proceso jaquecoso desde una perspectiva distinta, en la que las ideas, expectativas, deducciones y creencias tienen un peso considerable. Debería empezar a producirse un cambio en el enfoque oficial de este y otros procesos: de todos aquellos en los que la percepción se deriva exclusivamente de expectativas infundadas. No hay necesidad de recurrir a anomalías bioquímicas sutiles o circuitos misteriosamente hiperexcitados. Lamentablemente, los tiempos que corren no muestran ninguna señal de que vaya a ser así, sino todo lo contrario.

Las cifras sobre jaqueca siguen engordando. Oficialmente se considera que el estilo moderno de vida es el culpable. Demasiados estímulos (se afirma): muchas luces, mucho ruido, mucha prisa, muchos problemas... todo ello bombardeando un cerebro hipersensible por culpa de unos genes anómalos. Ninguna mención al contenido específico cerebral: la información. Ninguna referencia a la función básica cerebral: la toma de decisiones. Ninguna referencia a la función del dolor: presionar al individuo para conseguir una conducta que teóricamente preserve la integridad física. Ninguna referencia al vigor y robustez de las defensas del cráneo. Demasiadas referencias a los alimentos, hormonas, estreses, meteorologías y otros componentes absolutamente incapaces de generar daño inmediato, el único suceso para el que la naturaleza ha diseñado una percepción compleja como el dolor, para cuya construcción se ponen a trabajar varias zonas cerebrales implicadas en los componentes sensoriales, emocionales y evaluativos. La evidencia sobre la trascendencia de esta participación cerebral es abrumadora. Este trabajo cerebral no se puede traducir a hechos químicos porque no se trata de una cuestión química aislada. Tampoco se puede reducir a una cuestión electrónica, ni siquiera informática o a un conjunto de los tres aspectos. El conocimiento, la emoción, la conciencia, las decisiones, las deducciones, las convicciones, la credibilidad, el temor, la esperanza, la desesperación, el fracaso, la indefensión, la ayuda, el consuelo y un largo etcétera de complejas funciones típicamente cerebrales no se modifican por la entrada de un fármaco que actúa en masa sobre todas las células que disponen de receptores para él.

El poder de la energía química es limitado porque no contiene información: actúa en masa, sin precisiones de tiempo y lugar. El cerebro dispone de moléculas mucho más poderosas y además puede aplicarlas exclusivamente en aquellos lugares que intervienen en una respuesta concreta. Enciende dispositivos selectivamente y los utiliza sólo durante el tiempo necesario. No es posible imitar y menos aún mejorar la acción química cerebral. Objetivamente, los fármacos, en esta cuestión de la jaqueca, sólo enturbian la evaluación cerebral y empeoran el pronóstico a medio y largo plazo. No es bueno depositar su esperanza en ellos, porque puede que esté dando pasos hacia una situación futura desesperada. Un préstamo bancario no mejora su pobreza, sino que la configura de otra manera y de entrada el único efecto neto es el de aumentar sus deudas. Las consecuencias son aún más dramáticas si el dinero que le concede el banco lo considera como llovido del cielo y por tanto sin obligación de devolverlo.

Sólo hay una cosa que usted puede hacer y esa es instruir a su cerebro racionalmente. No puede racionalizar la química cerebral con moléculas externas, pero sí puede racionalizar la instrucción externa oficial con la que aquí le propongo. Estamos llegando al final del libro. Cuando concluyo con las explicaciones en la consulta siempre tengo la sensación de que no he acertado a explicarme. Me sucede lo mismo en este momento que tecleo esto que usted lee. Temo que los ejemplos se entiendan bien, pero que al convertir su mensaje en conocimiento del funcionamiento cerebral se quiebre el contenido y no se consiga romper esa nebulosa que intuitivamente acompaña a la realidad cerebral y a su conocida complejidad. Evidentemente no disponemos de explicaciones definitivas para comprender la generación de la conciencia y sus contenidos. Cada científico lucha por desentrañar el secreto de su construcción con distintas hipótesis. Sin embargo, desde mediados del siglo pasado se ha producido un desarrollo espectacular de la neurociencia. Sabemos lo suficiente para afirmar cosas simples y claras: que el cerebro codifica el entorno, el interior y todos los sucesos. Considera continuamente cualquier opción posible de daño y trata de evitarlo cuando concede credibilidad a que ocurra. Presiona al individuo para evitar conductas peligrosas y si no lo consigue, activa percepciones desagradables. Durante el día mantiene despierto al individuo y recoge todo el material informativo que puede de todos los escenarios y situaciones en los que aquél se coloca. Mientras el individuo mira y escucha, el cerebro ve y oye. Cuando llega la noche apaga la función consciente, se libera del usuario, y reflexiona sobre todo el material recolectado ese día. En ocasiones nos despierta con un recado perceptivo de dolor, de madrugada. Otras, espera a que sea la hora de costumbre y nos pone la jaqueca con el desayuno. Cairns-Smith comenta (*La evolución de la mente*) que tiene la costumbre de escribir antes de desayunar o incluso de afeitarse para no desperdiciar el trabajo inconsciente nocturno de su cerebro. Algo así sucede a veces con la jaqueca: nos encontramos con las conclusiones nocturnas inconscientes de nuestro cerebro, convertidas en un inoportuno dolor, acoplado a la decisión cerebral de despertarnos, con una noticia inquietante:

—Estoy preocupado; temo que pueda suceder algo en la cabeza.

A veces, con evidente mala intención (perdón, el cerebro no tiene propiamente intención) nos reserva el dolor para los fines de semana. Muchas veces parece que los llamados desencadenantes son los responsables. Otras, sólo existe un patrón de calendario: una vez a la semana, una vez cada mes o una vez cada año. Los expertos nos indican que existen relojes biológicos y que simplemente se ponen en marcha de forma anómala. Evidentemente, el cerebro tiene relojes para medir el tiempo y varas para medir el espacio. De otra manera no veo cómo podría hacer su trabajo, pero los utiliza para activar sus decisiones en el momento y lugar que considera oportunos. Los relojes del jaquecoso son normales y los programa su cerebro que también es normal. Las decisiones del cerebro jaquecoso también son normales. Son las que cualquier sistema automatizado de vigilancia y protección tomaría si se configurara con los contenidos de la instrucción oficial.

Al comienzo del libro le sugerí que el cerebro puede ser invadido por virus informáticos y que la jaqueca puede ser catalogada como una meningitis producida por dichos virus. Lo que aparentemente no deja de ser una metáfora más o menos afortunada es algo más que eso. Los virus, tanto biológicos como informáticos, son replicadores, al igual que las proteínas causantes de las encefalopatías espongiformes (enfermedad de las vacas locas). Los implantes culturales de expertos (los memes) también son replicadores en opinión de Robert Aunger (*El mem eléctrico*). Una vez integrados en la red neuronal pueden activar decisiones adaptadas a su contenido, tanto más cuando ese contenido se refiere a componentes potencialmente nocivos. No es extraño que el cerebro humano se deje "invadir" por virus culturales: gracias a ello hemos llegado (para bien o para mal) a la situación de civilización actual. Estos implantes culturales nos permiten muchas prestaciones de indudable valor biológico-evolutivo. En el caso de la jaqueca, sin embargo, determinan un estado de alerta persistente, alimentado por un concepto erróneo de fragilidad o vulnerabilidad constitucional y una concepción distorsionada del llamado estilo de vida saludable u ordenado. Estamos protegidos respecto a muchos virus informáticos por nuestra propia cultura sanitaria, pero estamos también "infectados" con otros virus pertenecientes a la misma cultura. No estamos indefensos frente a esa implantación. Podemos conseguir que el propio cerebro construya los antivirus correspondientes. Ello no se consigue a golpes de moléculas sino a golpes de información. Tal como sugieren los científicos, las neuronas y sus circuitos compiten entre sí por organizar redes operativas. Las ideas son entidades vivas que encuentran en el cerebro el soporte necesario para su desarrollo y al igual que otros seres vivos, compiten entre ellas por sobrevivir. La instrucción oficial sobre jaqueca forma parte del amplio universo de la herencia cultural sanitaria. Este libro pretende neutralizar los virus culturales responsables del encendido jaquecoso inflamatorio. El medio de conseguirlo no es otro que la pedagogía, la exposición argumentada de los conceptos básicos sobre dolor desde una concepción neurobiológica moderna e integral. Si tenemos éxito, yo con la exposición y usted al intentar entenderlo, no le quepa ninguna duda de que su cabeza se verá libre de un padecimiento tan terrible e irracional como la jaqueca. Su cerebro activará la meningitis racionalmente cuando un germen consiga llegar al interior de su cabeza o cuando algo se destruya de forma violenta. Ambos supuestos son harto improbables y su cabeza dejará de ser noticia en el periódico cerebral de sucesos de daño, pues habrá aprendido a distinguir entre hechos y expectativas. Las energías peligrosas activan una inflamación razonable, contenida, con dispositivos moleculares y celulares que sensibilizan y contienen a los sensores de daño para conseguir una radiografía de la zona dañada con todos los requerimientos de lugar, inicio, modalidad, intensidad y persistencia. El dolor en estos casos informa al individuo de la situación del daño lo mismo que, previamente, las señales de los sensores informan objetiva y precisamente al cerebro de esa situación. La información fluye fiable entre todos los distintos niveles, desde los sensores hasta el individuo consciente. La percepción de dolor es perfectamente tolerable y la interpretación de los hechos no genera incertidumbre.

En la jaqueca no existe realidad y la información fluye alarmada entre sensores, cerebro e individuo, alertados todos ellos anticipadamente. La alerta no encuentra ninguna realidad de daño que lo justifique y el estado de emergencia acaba extendiéndose inexorablemente desde cualquier punto de la cabeza hasta el organismo entero. La inflamación tampoco es razonable y activa exclusivamente el despliegue sin ninguna contención preventiva acoplada. Todo es excesivo e incontrolado. Sólo la acción de ayuda definida como eficaz y necesaria pondrá fin al estado de alerta. Vale lo mismo una molécula, unas agujas o unas hierbas. Los analgésicos tienen más capacidad real de abortar el proceso, pero sólo si cuentan con la complicidad de la expectativa cerebral de su necesaria presencia. El dolor se va del pie si quitamos el clavo del zapato y lo mismo sucede con la jaqueca: se esfuma si desactivamos el estado de emergencia. Una falsa alarma no debe solucionarse con una falsa solución del peligro sino codificando sólidamente esa alarma como falsa, y modificando a continuación la expectativa que la generó. Esta es la intención del libro y este debe ser, a partir de ahora, el objetivo de su empeño.

¡Suerte!

POSDATA: PUEDE COMER CHOCOLATE.

Agradecimientos

Estas reflexiones y convicciones se las debo básicamente a los libros, a los pacientes, a las críticas recibidas y a mi propio cerebro que procesó todos las datos. A todos les estoy profundamente agradecido:

Por orden alfabético:

Robert Aunger. Con su espléndido libro sobre los memes da un formidable impulso hacia la construcción de una teoría sólida sobre su existencia real (con soporte físico concreto).

Mark Bear. Su texto de neurociencia es claro y magníficamente ilustrado. Tiene la virtud de facilitar el conocimiento de temas áridos.

Susan Blackmore. Fue de las primeras entusiastas del concepto del mem planteado por Richard Dawkins. Sorprende que una autora tan sensible al concepto haya sido víctima de un peligroso constructo profesional como el de la fatiga crónica.

Margaret Boden. Psicóloga experta en informática y en máquinas creativas. De forma convincente deja entrever cómo puede llegar a generarse la creación artística sin necesidad de recurrir a inspiraciones de una dimensión extraterrenal ("ganchos celestes" de Dennet). Recomendable para quienes, como yo, somos legos en informática y queremos entender la inteligencia (natural o artificial).

Guy Brown. Bioquímico experto en energías. Su libro es un excelente compendio sobre un concepto tan escurridizo como la energía. Una buena guía para maravillarse con la biotecnología.

A. G. Cairns-Smith. Químico y excelente divulgador de la ciencia, capaz de abarcar la evolución desde la materia a la mente. Es capaz de mostrar cómo una proteína de membrana (como los sensores de daño) anhela el suceso para el que está diseñada. Ello hace que la frontera entre la materia y la vida no sea tan insalvable.

Vicente Carrión Arregui. Filósofo, escritor y amigo; se tomó la impagable molestia de aplicar la lupa de la lectura crítica a uno de los borradores iniciales y me convenció razonadamente que debía cambiar unas cuantas cuestiones tanto de fondo como de forma.

Helena Curtis y Sue Barnes. Biólogos, autores de un gran texto sobre biología, altamente recomendable para hacerse con una idea equilibrada sobre todas las complejidades e interacciones de todo lo que sucede en torno a lo vivo.

Antonio Damasio. Es de los pocos neurólogos que se apasiona con el estudio de la emoción, las sensaciones o la conciencia. Es muy fructífera su concepción de la emoción. En sus libros hace una denuncia del escaso interés de la neurociencia cognitiva por los planteamientos evolucionistas y sobre la idea del cerebro integrado en el organismo. Afortunadamente esto está cambiando, pero sigue sin reflejarse en las teorizaciones de la medicina. En mi opinión esta falta de interés por un enfoque decididamente biológico-evolutivo empieza a ser escandalosa. Es un espléndido ejemplo viviente de lo que debe ser un neurólogo neurocientífico.

Daniel C. Dennet. Acérrimo defensor de Darwin. Sus amplios conocimientos de biología me hicieron pensar equivocadamente que estaba leyendo a un biólogo experto en bioinformática. Luego descubrí que era un filósofo. Al final deduje que era un sabio y aprendí a apreciar su sabiduría como integración de muchos saberes. Agradezco muchas de sus ideas especialmente la de las grúas y ganchos celestes.

Gerald M. Edelman. Su libro sobre la conciencia ayuda a reflexionar sobre su posible soporte material. Creador del concepto de darwinismo neuronal, defiende convincentemente que el cerebro no sólo nace, sino que se hace. Cada circuito debe pelearse con los demás para sobrevivir. Sus reflexiones sobre información, definida como eliminación de incertidumbre me ayudaron a ver el carácter profundamente biológico de aquella.

William Elliott. Es el autor de un buen libro de bioquímica y biología molecular. Me ha ayudado mucho a refrescar y actualizar mi antiguo bagaje químico.

Brian Goodwin, considerado como un "poeta" de la biología, me permitió descubrir el apasionante y complejo mundo de la morfogénesis. También le agradezco su visión crítica complementaria del darwinismo.

Donald Hoffman. No es fácil explicar el procesamiento visual. Su exposición de la ficción del mundo perceptivo visual es clarificadora y obliga a consolidar la división entre mundo real y perceptivo. Creo que la mejor manera de entender el cerebro es que nos cuenten con detalle alguna de sus funciones. Probablemente la construcción de la percepción visual es la mejor conocida. Este autor es un gran guía.

Nicholas Humphrey. Psicólogo. Aunque siempre hemos sabido que hay un mundo fuera de nuestra piel y otro dentro de ella, su libro hace que una perogrullada se convierta en pedagogía con alto calado conceptual.

Philip N. Johnson-Laird. Excelente divulgador de la concepción del cerebro en términos computacionales. Se agradece especialmente su esfuerzo por tratarse de un tema especialmente árido para los no iniciados.

Eric R. Kandel. Otro gran libro de texto sobre neurociencia. Cualquier interesado en hacerse con unas concepciones no reduccionistas del cerebro puede acudir a este amplio manual para comprobar, de la mano de un premio Nobel de medicina, que dentro de nuestras cabezas hay algo más que química.

Stuart Kauffman. Hay que leer a las vanguardias y Kauffman forma parte de ellas. En la definición de vida con sus cuatro componentes, materia, energía, información y egoísmo (opcional), el cuarto elemento lo sugiere este autor. Es estimulante su concepción del orden emergente altamente probable cuando se produce una masa crítica de elementos capaces de autoorganizarse coevolutivamente.

Lynn Margulis. Bióloga. Impulsora de la teoría simbiótica de la evolución, sugirió el origen bacteriano de nuestras mitocondrias. Inicialmente mirada con recelo, hoy su tesis está ampliamente aceptada. Si la lee modificará su arraigada visión del "yo" por la de "comunidad", como me pasó a mi (el "usuario" de la "comunidad" en la que resido).

F. J. Rubia. Fisiólogo. Su libro, *El cerebro nos engaña*, condensa en un estilo sorprendentemente sencillo multitud de cuestiones actuales sobre cerebro. Es un buen antídoto frente a los excesos de racionalidad y de omnipresencia del yo de nuestra cultura occidental. Desde su sólido conocimiento del organismo tiende un puente entre la neurociencia y las concepciones orientalistas a través de un discurso evolucionista impecable.

P. J. B. Slatter. Zoólogo. Extraordinario divulgador de la biología del comportamiento animal. Es reconfortante ver cómo se analiza la conducta de los animales con mayor consideración a su función adaptativa que la que la medicina concede a la conducta humana.

Oscar Vilarroya. Psiquiatra. Sospecho que el estilo de diálogo que aparece en mi libro puede haber estado influido por la lectura del suyo. Si es así se lo agradezco públicamente. Reconforta también saber que un Psiquiatra acumula esa visión integrada de una víscera tan compleja como la cerebral. Su libro destila conocimiento de todos los enfoques actuales sobre cerebro. Al contrario que su prologuista, yo agradezco que no exista ninguna referencia a moléculas. Creo que la omisión indica que las conoce muy bien y, como comenta en su libro, sabe que es más importante la función del cocinero que la del camarero que nos sirve el plato.

No puedo enumerar a todos los pacientes como es natural. Agradezco a todos ellos, especialmente, su escucha. A los que han mejorado les agradezco que su cerebro haya acogido las convicciones de la exposición. Para ello es fundamental que el "usuario" deje la vía libre, y ellos con toda seguridad la dejaron.

Bibliografía

1- Robert Aunger. *El meme eléctrico. Una nueva teoría sobre cómo pensamos.* Paidós transiciones, 2004.

2- Mark Bear, Barry Connors, Michael Paradiso. *Neurociencia. Explorando el cerebro.* Masson, 1998.

3- Susan Blackmore. *La máquina de los memes.* Paidós, 2000.

4- Margaret A. Boden. *La mente creativa. Mitos y mecanismos.* Gedisa, 1994.

5- Guy Brown. *La energía de la vida.* Crítica. Drakontos, 2002.

6- R. Burstein. *The development of cutaneous allodynia during a migraine attack: clinical evidence for the sequential recruitment of spinal and supraspinal nociceptive neurons in migraine.* Brain, agosto 2000.

7- A. G. Cairns-Smith. *La evolución de la mente.* Cambridge University Press, 2000.

8- A. D. Craig. *Functional imaging of an illusion of pain.* Nature, 1996.

9- Crombez, Geert Ph D. *Hipervigilance to pain in Fibromialgia: the mediating role of pain intensity and catastrophic thinking about pain. Clinical journal of pain.* Marzo-Abril pp. 98-102.

10- Helena Curtis. N. Sue Barnes. *Invitación a la Biología.* Editorial Médica Panamericana, 1995.

11- Antonio R. Damasio. *La sensación de lo que ocurre. Cuerpo y emoción en la construcción de la conciencia.* Editorial Debate, 2001.

12- Daniel Dennet. *La peligrosa idea de Darwin.* Galaxia Gutenberg, 1999.

13- Dietrich, Pierre Yves y otros. *Death receptors on reactive astrocytes. A key in de fine tuning of brain inflammation.* Neurology, 2003; 60:548-554.

14- Gerald M. Edelman, Giulio Tononi. *El Universo de la conciencia.* Crítica Drakontos, 2002.

15- William H. Elliott. *Bioquímica y Biología molecular.* Ariel ciencia, 2002.

16- Dylan Evans. *Placebo. The belief effect.* Harper Collins publishers, 2003.

17- Randolph Evans. *The prevalence of migraine in neurologists.* Neurology, 11 Nov. 2003.

18- S. Evers. *Cognitive processing in primary headache: a study on event- related potentials.* Neurology, enero 1997.

19- Peter J. Goadsby. *Pathophysiology of migraine: A disease of the brain. Blue books of practical Neurology. Headache.* Butterworth-Heinemann, 1997.

20- Brian Goodwin. *Las manchas del leopardo.* Tusquets, 1998.

21- L. Hazemeijer. *Fibromyalgia and therapeutic domain. A philosophical study on the origins of fibromyalgia in a specific social setting.* Rheumatology, abril 2003.

22- Donald D. Hoffman. *Inteligencia visual.* Paidós, 2000.

23- Nicholas Humphrey. *Una historia de la mente.* Gedisa, 1995.

24- Sebastian Janders. *Cortical spreading depression induces proinflamatory cytokine gene expression in the rat brain.* Jounal of cerebral blood flow and metabolism, marzo 2001.

25- Steven Johnson. *Sistemas emergentes.* Turner. Fondo de Cultura Económica, 2003.

26- Eric R. Kandel. Thomas M. Jessell. James H. Schwartz. *Neurociencia.* Prentice Hall, 2ooo.

27- Z. Katsarava et al.. *Sensitizacion of trigeminal nociception specific for migraine but not pain of sinusitis.* Neurology, 2002; 59: 1450-53

28- Stuart Kauffman. *Investigaciones.* Tusquets, 2003.

29- Lauritzen M. *Pathophysiology of the migraine aura: the spreading depression theory.* Brain, 1994; 114: 199-210.

30- Benjamin Libet. Brain. N° 106, 1983. *Behavioral and brain Neuroscience.* N° 8, 1985.

31- Rodolfo Llinás. *El cerebro y el mito del yo.* Belacqua, 2oo3.

32- J. Lorenz. *Keeping pain out of mind: the role of the dorsolateral prefrontal cortex in pain modulation.* Brain, mayo 2003.

33- Lynn Margulis. Dorion Sagan. *Microcosmos.* Tusquets, 1995.

34- Melzack, R. *Sensory, motivational and central control determinants of pain. A new conceptual model. The skin senses.* Charles C. Springfield, 1968.

35- G. Moseley. *Imagined movements cause pain and swelling in a patient with complex regional pain syndrome.* Neurology, mayo 2004.

36- Thomas Moskowitz M. A. *Sumatriptan: A receptor-targeted treatment for migraine.* Annu Rev Med., 1993; 44:145.

37- Shaaban A. Moussa. *Beta-endorphin-containing memory-cells and mu-opioid receptors undergo transport to peripheral inflamed tissue.* Journal of Neuroinmunology, 2 abril, 2001.

38- W. M. Mulleners. *Suppression of perception in migraine: Evidence for reduced inhibition in the visual cortex.* Neurology, enero 2001.

39- A. Oterino. *Migraña.* Masson, 2001.

40- J. E. Palmer. *Cortical hiperexcitability is cortical under-inhibition: evidence from a novel functional test of migraine patients.* Cephalalgia, julio 2000.

41- Predrag Petrovic. *Placebo and opioid analgesia; imaging a shared neuronal network.* Science, marzo 2002.

42- Gisèle Pickering. *Serotonin and experimental pain in healthy young volunteers.* Clinical journal of pain, julio-agosto 2003.

43- Stephen Ross. *"Memes" as infectious agents in psychosomatic illness.* Annals of internal medicine, 1999.

44- Francisco J. Rubia. *El cerebro nos engaña.* Temas de hoy, 2000.

45- P. J. B. Slatter. *El comportamiento animal.* Cambridge University Press, 2000.

46- Rolf-Detlef Treede. *The cortical representation of pain.* Pain, 79, 1999.

47- Oscar Vilarroya. *La disolución de la mente.* Tusquets, 2002.

48- Christian Waeber and Michael Moskowitz. *Therapeutic implications of central and peripheral neurologic mechanisms in migraine.* Neurology, Oct. 2003. Vol 61, suplemento 4.

49- Jorge Wagensberg. *Complexity versus Uncertainty: The question of staying alive.* Biology and Philosophy, nº 15, 2000.

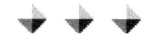

www.ingramcontent.com/pod-product-compliance
Lightning Source LLC
Chambersburg PA
CBHW070618220526
45466CB00001B/41